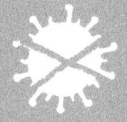

KEEP CALM
AND
WASH YOUR HANDS

RETE KÈ POZE
E
LAVE MEN W

DEAR PARENTS AND TEACHERS,

Congratulations on encouraging your children and students to become bilingual and bilingually literate!

It is a decision that will pay dividends to your child or student for many years to come! Research has shown that it is easier for children who learn a language before the age of 6 to adopt a native accent. Research also shows that bilingual children have increased cognitive capacities.

The goal of Young and Bilingual ™ is to accompany you and your children or students through the wonderful journey of becoming fully bilingual at a young age. The illustrations in each book are beautiful and colorful. Each book includes vocabulary words, a list of sight words used in the book, and phonic tips.

We have defined four different levels for our book series:

❶ Preschool-Kindergarten
Interactive reading, ideal for toddlers, who are discovering the world

❷ Preschool to Grade 1
Simple sentences ideal for pre-readers, who start learning how to read (under 125 words)

❸ Kindergarten to Grade 1
Short Story ideal for beginner autonomous readers (under 250 words)

❹ Kindergarten to Grade 2
Short Story, which includes life lessons and cultural discoveries (under 500 words)

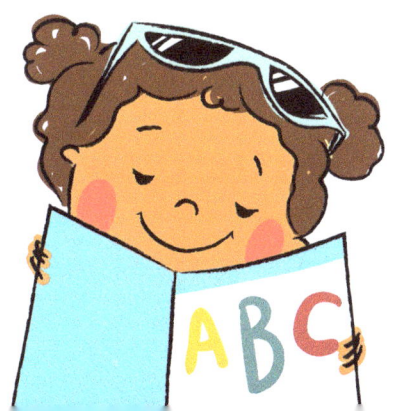

Young and Bilingual ™ offers FREE supporting bilingual material on its website www.lapetitepetra.com to assist you and your children and students on this great journey of bilingualism. We welcome your feedback to improve continuously. Stay in touch with us, and, most importantly, enjoy the journey!

PARAN AK PWOFESÈ,

Konpliman dèske nou ankouraje pitit nou ak elèv nou pou yo vin bileng epitou pou yo konn pale plizyè lang!

Se yon desizyon ki pral pote gwo benefis pou timoun ou, elèv ou, pandan anpil lane! Rechèch montre ke li pi fasil pou timoun aprann yon lang anvan laj 6 an, e pou li gen aksan natif natal. Rechèch montre tou ke timoun bileng gen plis kapasite mantal.

Objektif konpayi Young and Bilingual ™, se pou nou akonpaye ou menm ak pitit ou yo oswa elèv ou yo, pou yo tounnen konplètman bileng depi yo tou piti. Ilistrasyon yo nan tout liv yo bèl, epitou yo gen anpil koulè. Chak liv gen mo vokabilè ladan yo, lis mo zouti ki itilize nan liv la, ak eksplikasyon pou pwononsyasyon plizyè son ki nan liv la.

Nou defini kat diferan nivo pou liv nou yo:

❶ Preskolè- jadendanfan
Lekti entèaktif, ideyal pou timoun piti ki ap dekouvri lemonn

❷ Lekòl matènèl – premye ane
Fraz ki senp, ki fèt pou timoun ki pa ko konn li ou ki ap aprann li (mwens pase 125 mo)

❸ Jadendanfan rive nan premye ane fondamantal
Istwa ki fèt pou timoun ki fenk aprann li pou ko yo (mwens pase 250 mo)

❹ Jadendanfan rive dezyèm ane fondamantal
Listwa ki kout e ki prezente leson lavi ak dekouvèt kiltirèl (mwens pase 500 mo)

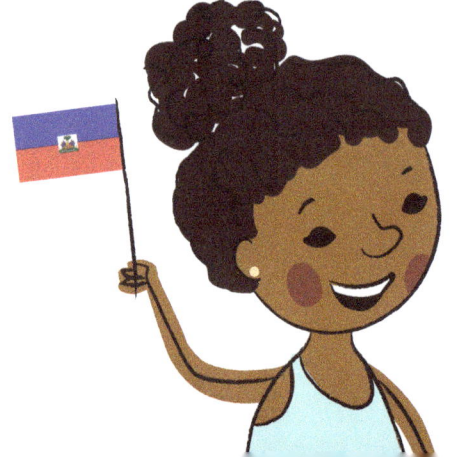

Young and Bilingual ™ ofri materyèl bileng GRATIS sou sit entènèt li a www.lapetitepetra.com pou ede ou menm ak pitit ou yo ak elèv ou yo vin bileng. Nou akeyi fidbak ou pou nou kontinye amelyore liv ak pwogram nou yo. Rete an kontak avèk nou, epi nou swete tout timoun yo bòn chans!

DEDICATION

This book is dedicated to the families all over the world who suffered directly or indirectly from the Coronavirus. May we find meaning in this experience and come out stronger, more resilient than ever.

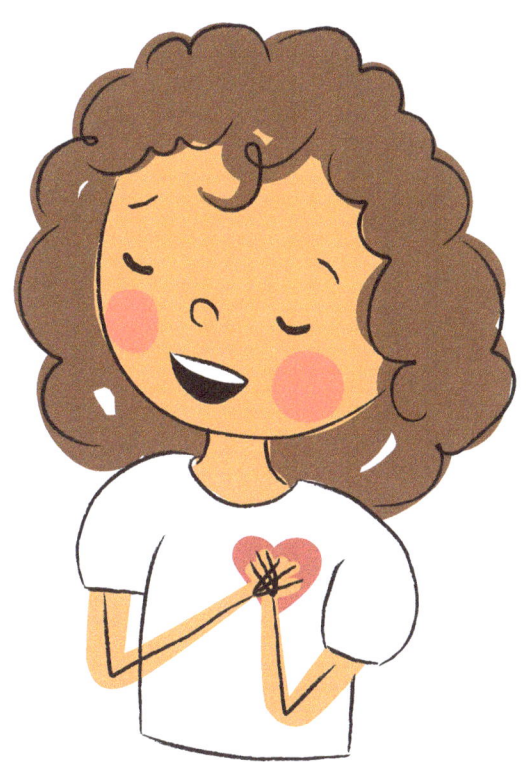

DEDIKAS

Liv sa a dedye a tout fanmi tout kote sou latè ki te soufri dirèkteman oswa endirèkteman ak maladi kowonaviris la. Se pou nou jwenn sans nan eksperyans sa a epi soti pi fò, pi rezistan toujou.

Publisher's Cataloging-In-Publication Data
(Prepared by Xponential Learning, Inc.)
Names: Kanzki, Krystel Armand, author. | Vynokurova, Oksana, illustrator.
Title: La Petite Pétra. Kowonaviris Eksplikasyon pou timoun = The Coronavirus Explained for kids/ Krystel Armand Kanzki ; illustrated by Oksana Vynokurova.
Other Titles: Kowonaviris Eksplikasyon pou timoun | The Coronavirus Explained for kids
Description: [Miami, Florida] : Xponential Learning Inc, 2020. | Series: La Petite Pétra | Bilingual. Haitian French Creole and English on opposing pages. | Interest age level: 005-010. | Summary: 'Petra and Lili explain to kids what the Coronavirus is and how it gets transmitted from one person to the next. They show children what to do to protect themselves from catching and spreading the virus'--Provided by publisher.
Identifiers: ISBN 9781949368284/ ISBN 9781949368253 (eBook)

ISBN: 978-1-949368-28-4
First Publication: March 2020
XPONENTIAL LEARNING INC
Copyright © 2020 Krystel Armand Kanzki

All rights reserved. No part of this publication may be reproduced, distributed, or transmitted in any form or by any means, including photocopying, recording, or other electronic or mechanical methods, without the prior written permission of the publisher, except in the case of brief quotations embodied in critical reviews and certain other noncommercial uses permitted by copyright law.

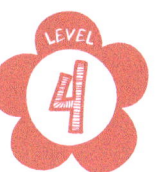

La Petite Pétra™
KOWONAVIRIS
EKSPLIKASYON POU TIMOUN

The Coronavirus explained for kids

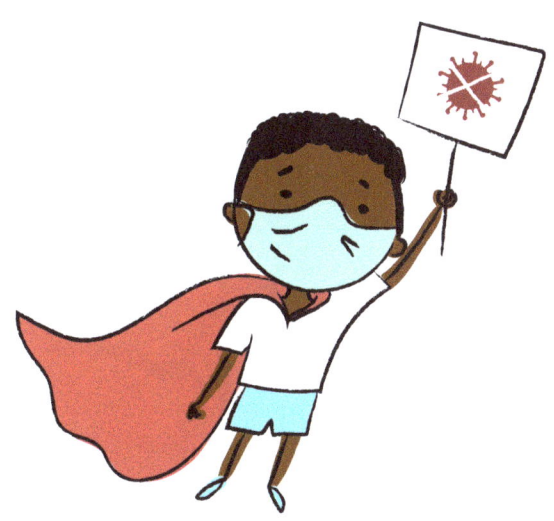

Krystel Armand Kanzki

Illustrated by Oksana Vynokurova

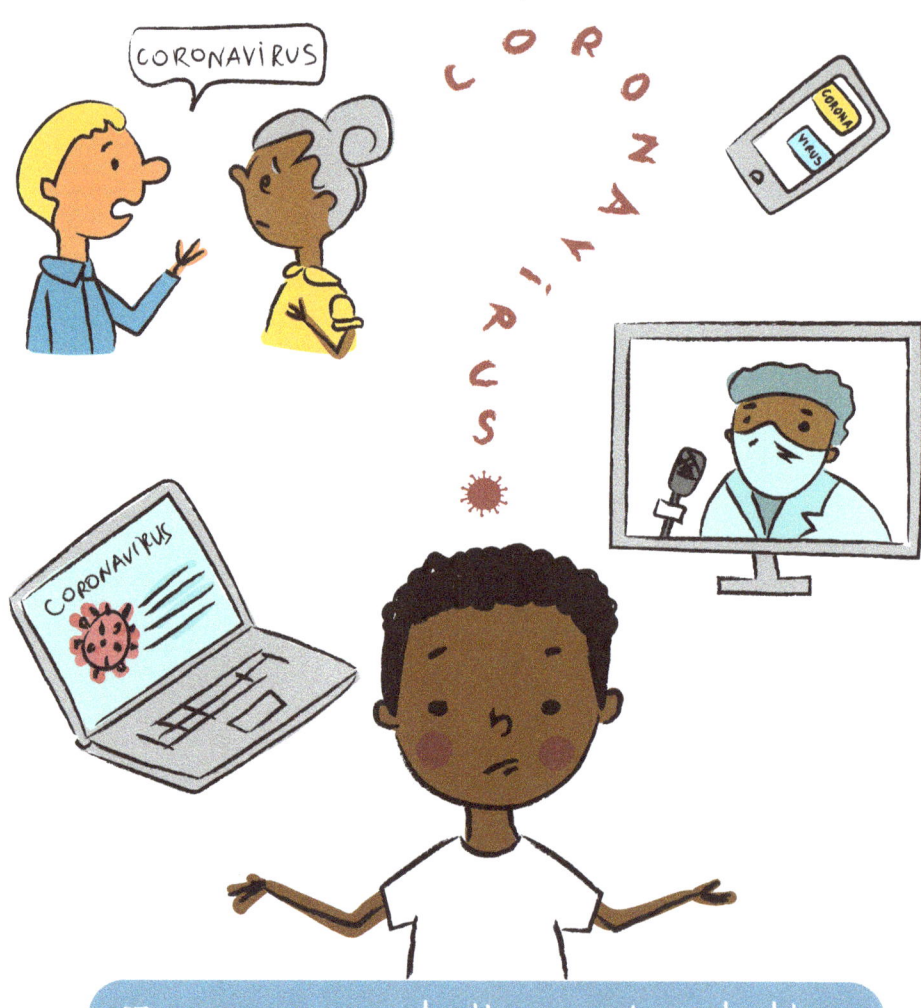

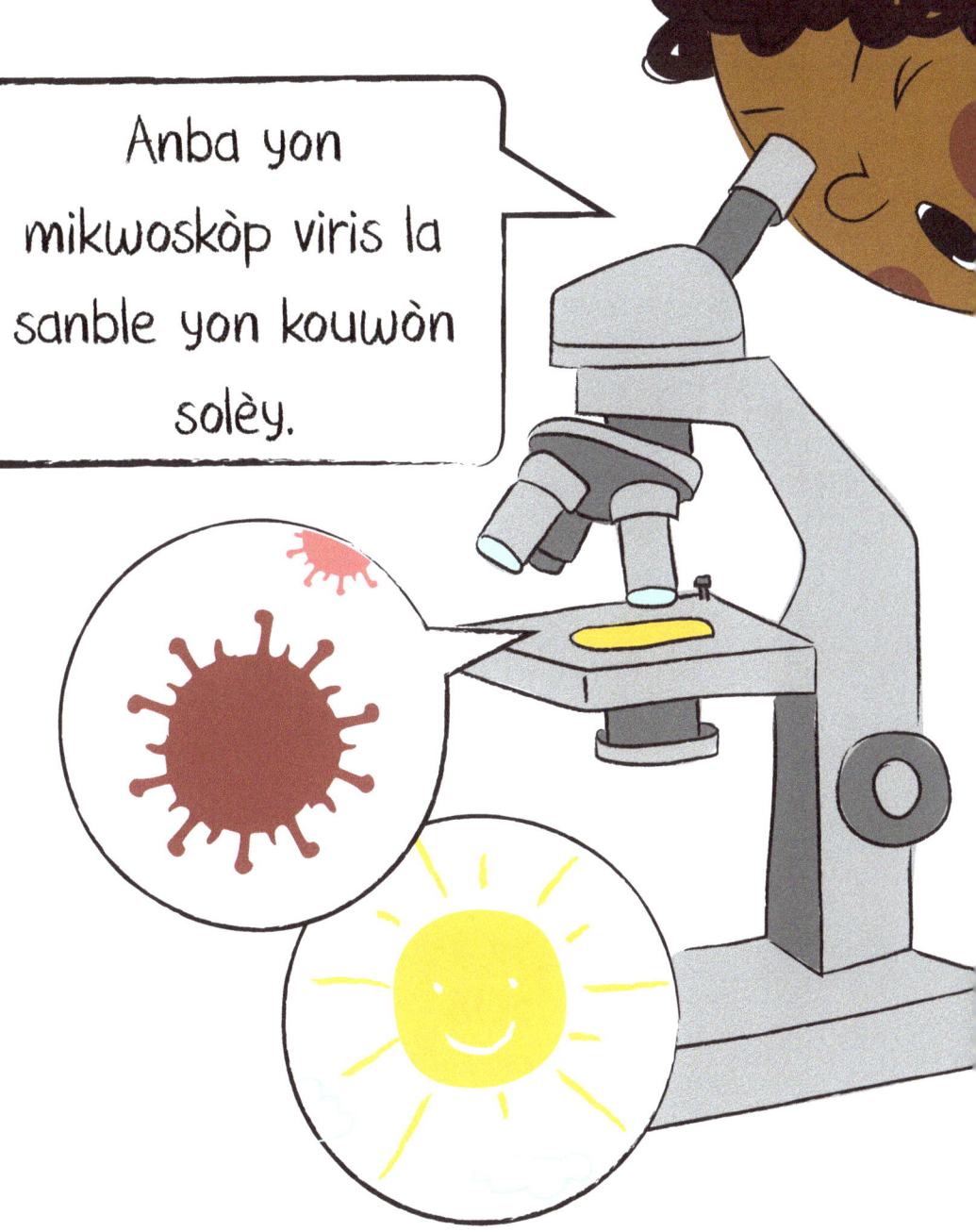

Se yon viris ki lakòz yon maladi yo rele KOVID-19.

It is a virus that causes a disease called COVID-19.

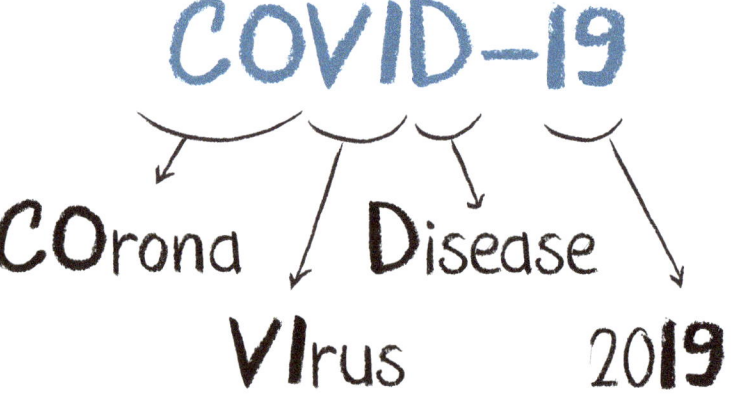

COVID-19
- COrona
- VIrus
- Disease
- 2019

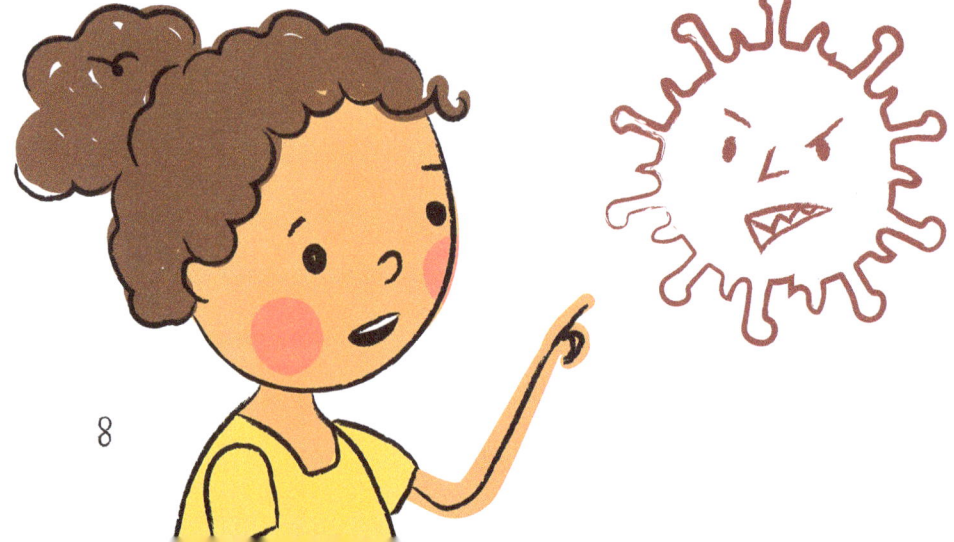

Li fè anpil moun malad tout kote sou latè.

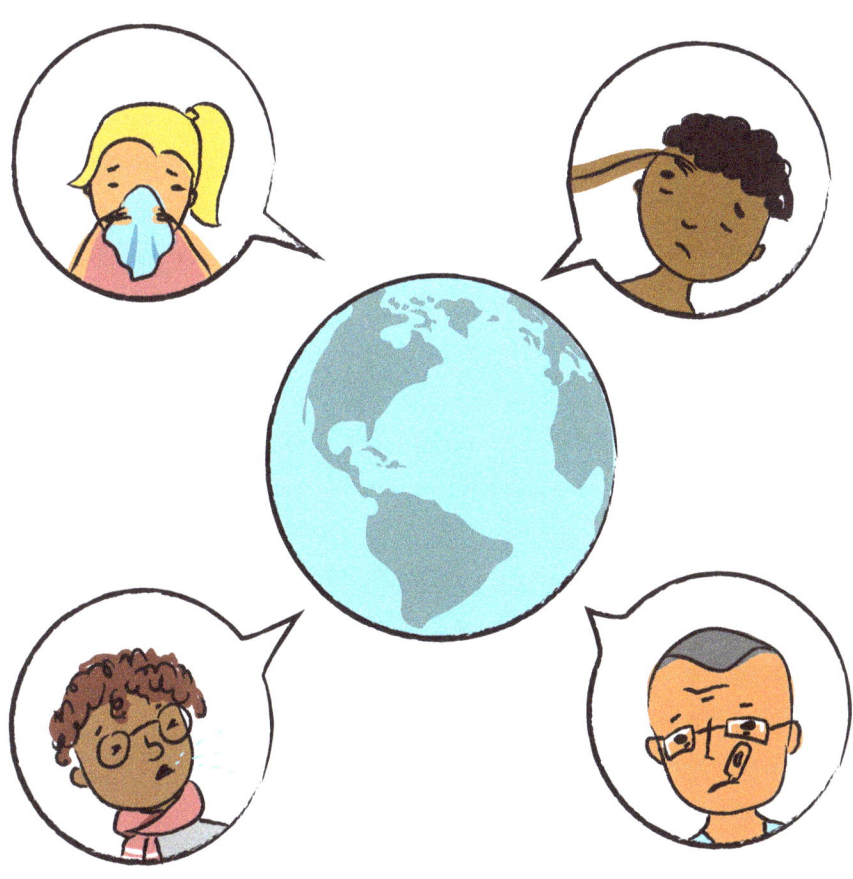

It has made a lot of people sick all around the world.

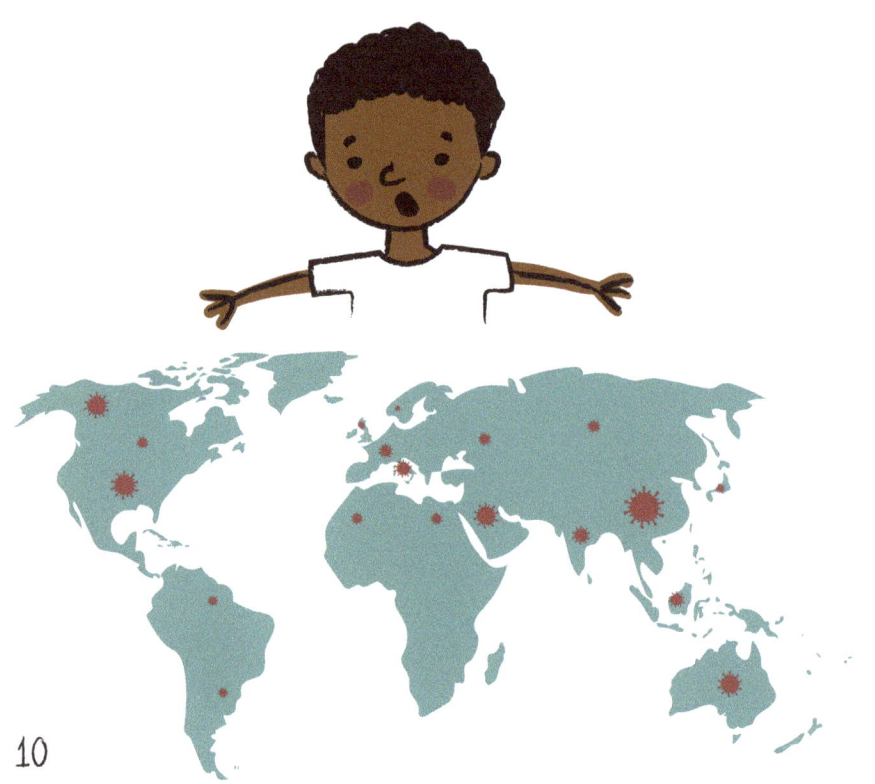

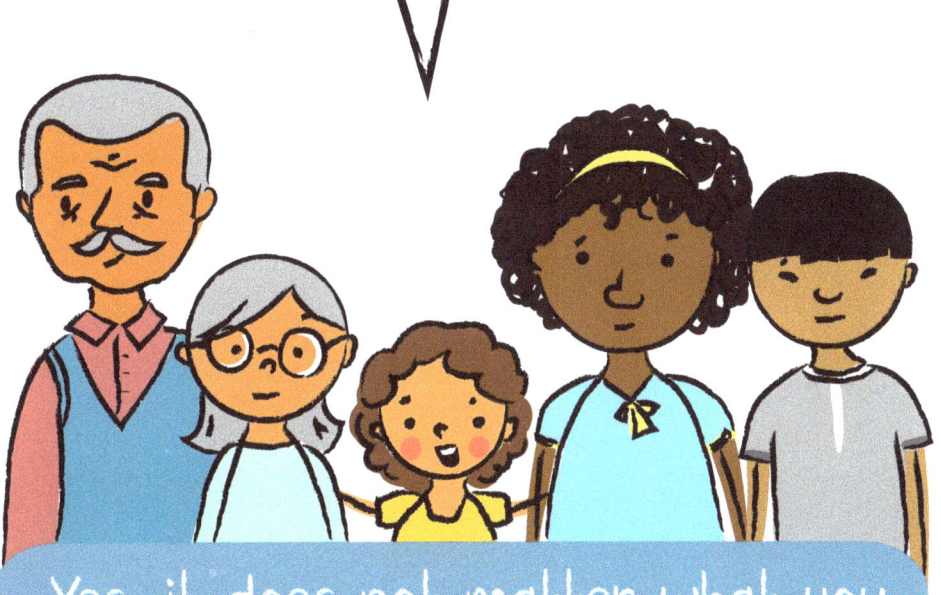

Wi, kèlkeswa sa ou sanble, laj ou, koulè w, kote ou soti, oswa lang ou pale, ou ka trape maladi sa a.

Yes, it does not matter what you look like, how old you are, what your skin color is, where you come from or what language you speak, you can get sick.

Ki jan viris la transmèt de yon moun a yon lòt?

How is the virus transmitted from one person to another?

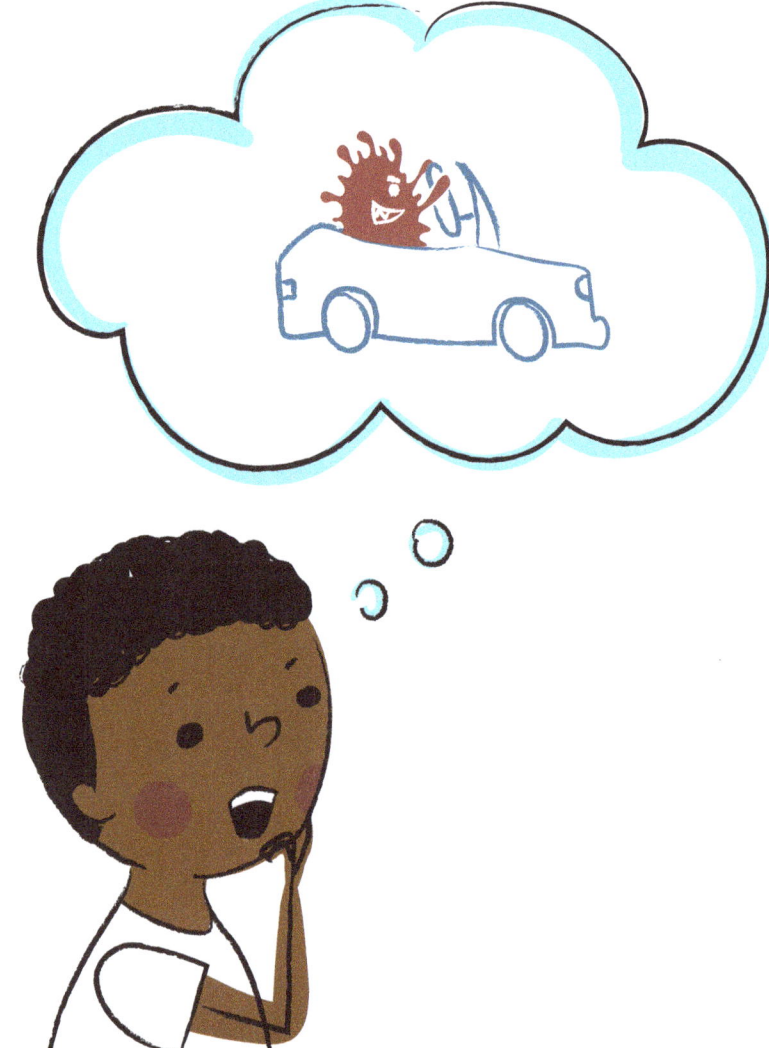

lè yon moun ki kontamine ak KOVID-19 touse, estènye, pale, oswa lè li ekspire bò kote lòt moun, li ka lakòz lòt moun sa yo vin malad tou.

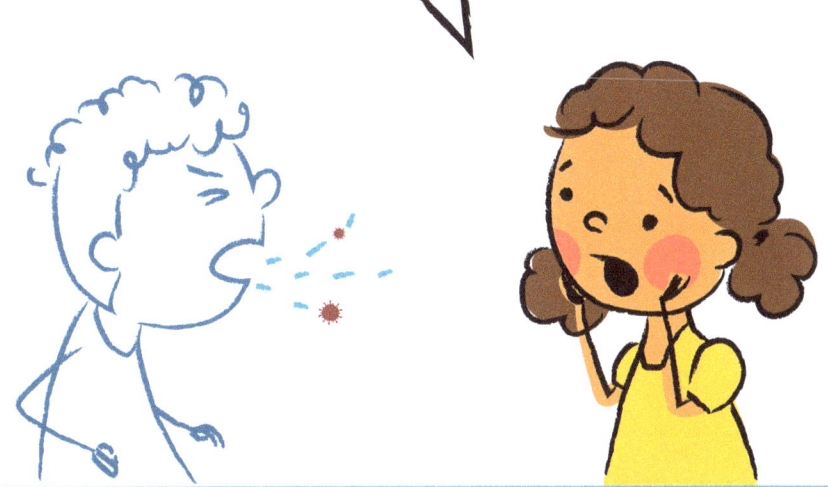

When a person who has caught the COVID-19 coughs, sneezes, talks, or even exhales close to other people, he can get these people sick.

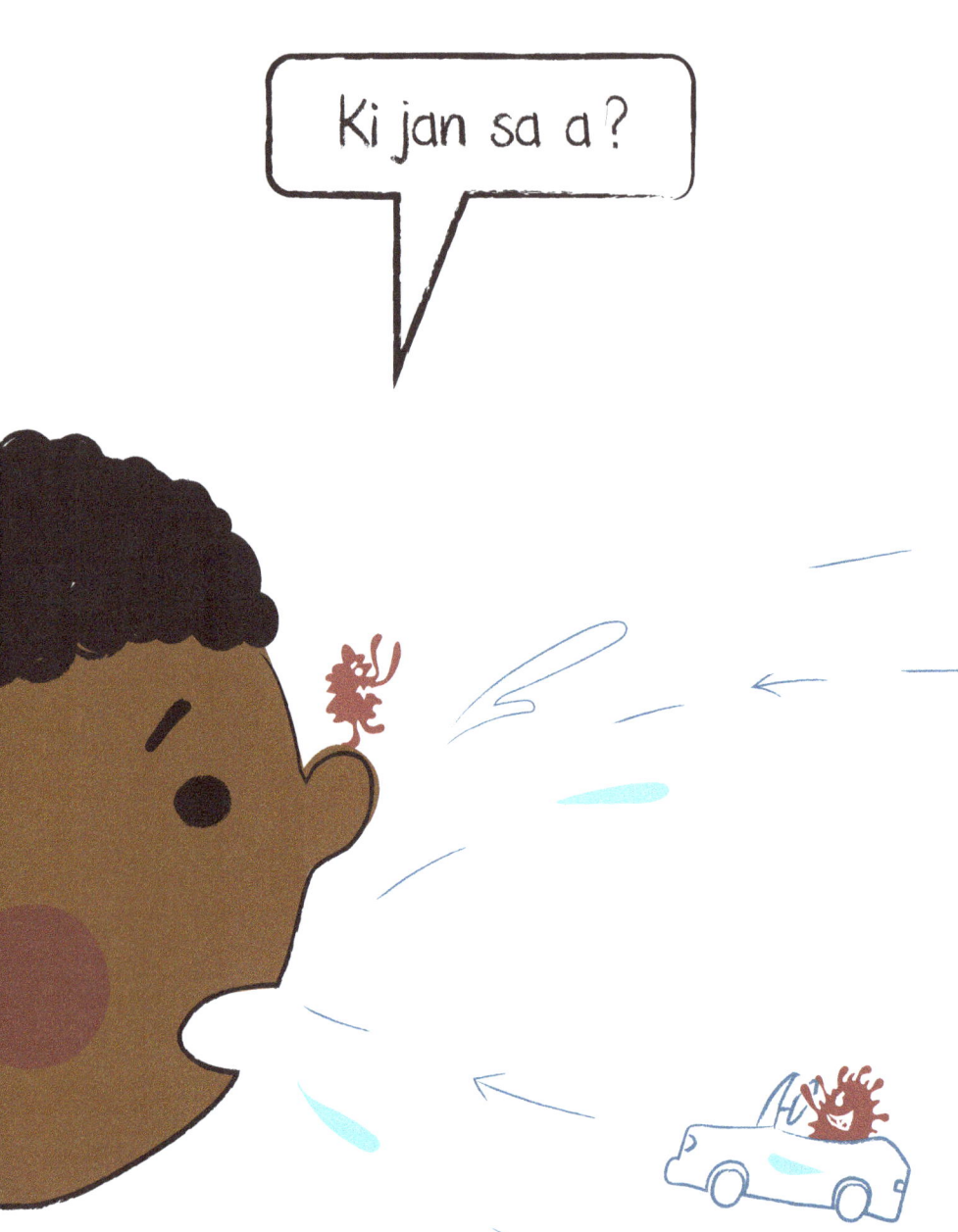

Si ti goutlèt ki sòti nan nen li, oswa bouch li, vin ateri nan bouch, oswa nan nen moun ki tou pre l, alò, yo ka tonbe malad.

If the little drops produced from his nose or mouth land in the mouth or nose of people nearby, then they can get sick.

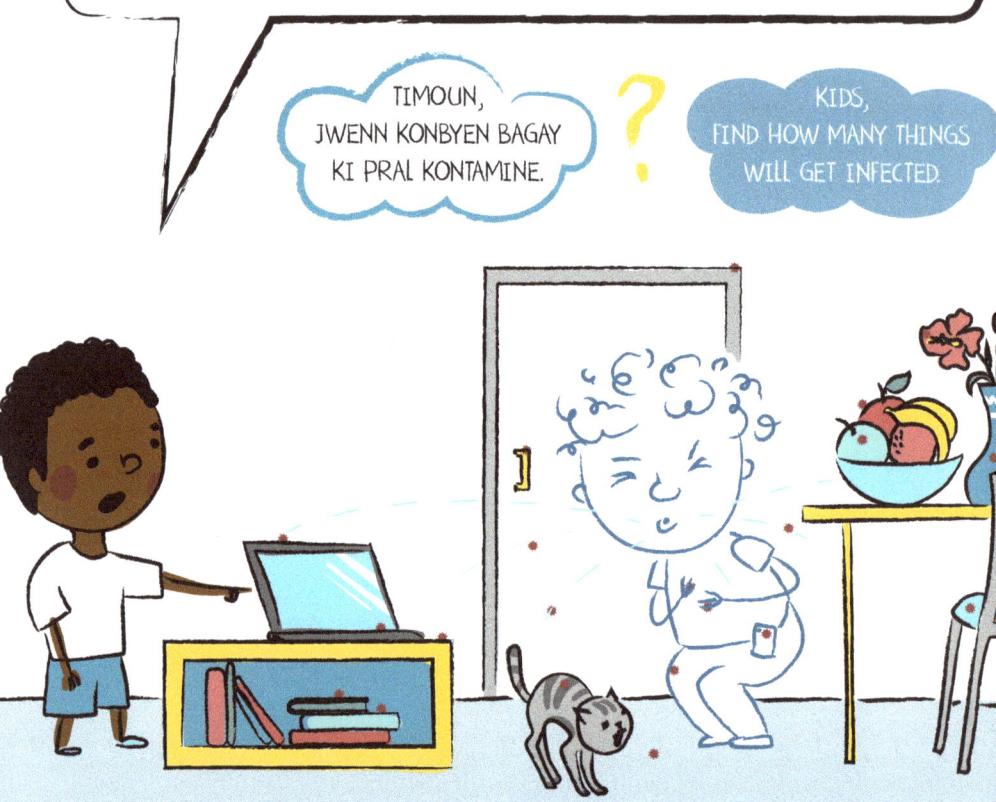

Bèl kesyon! Si yon ti goutlèt tonbe sou yon bagay, ou manyen bagay la, epi apre sa ou manyen je w, bouch ou oswa nen w ak men ki kontamine a, ou ka tonbe malad tou!

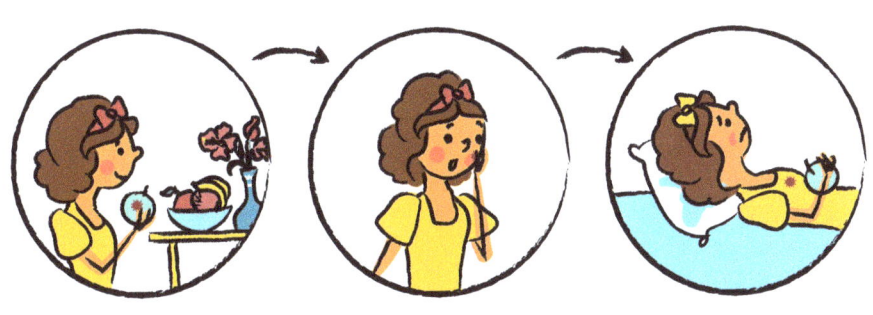

Great question! If a droplet lands on an object, and you touch that object, then you touch your eyes, mouth or nose with that infected hand, you can get sick too!

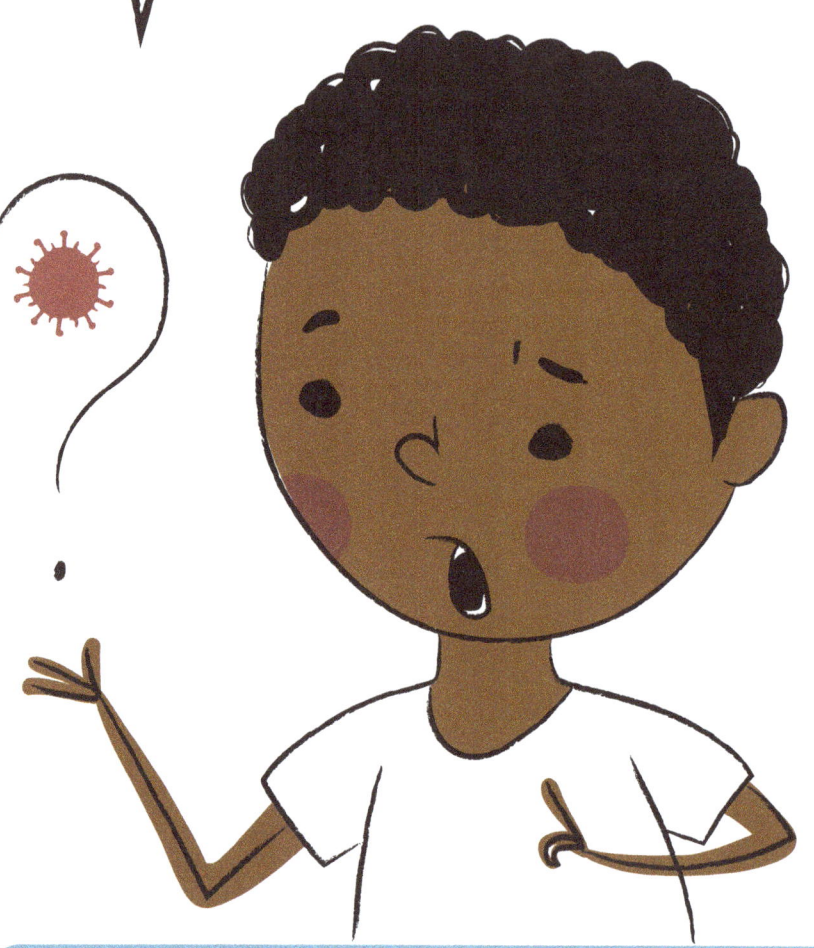

How do you know if you have the coronavirus?

Sentòm yo sanble ak lagrip:

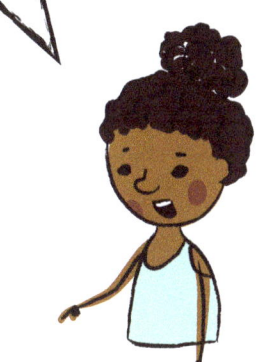

The symptoms are similar to the flu:

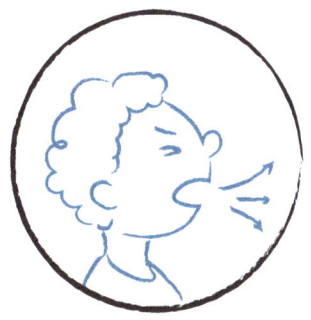

Yon tous sèch, ak gòj grate

Dry itchy cough

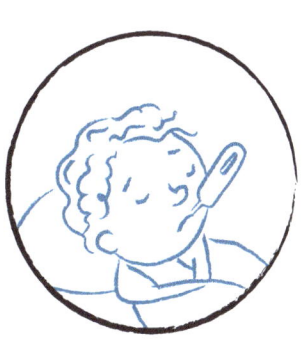

Lafyèv

Fever

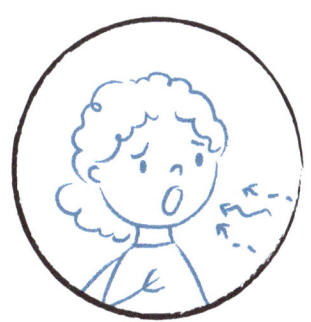

Difikilte pou respire

Difficulty breathing

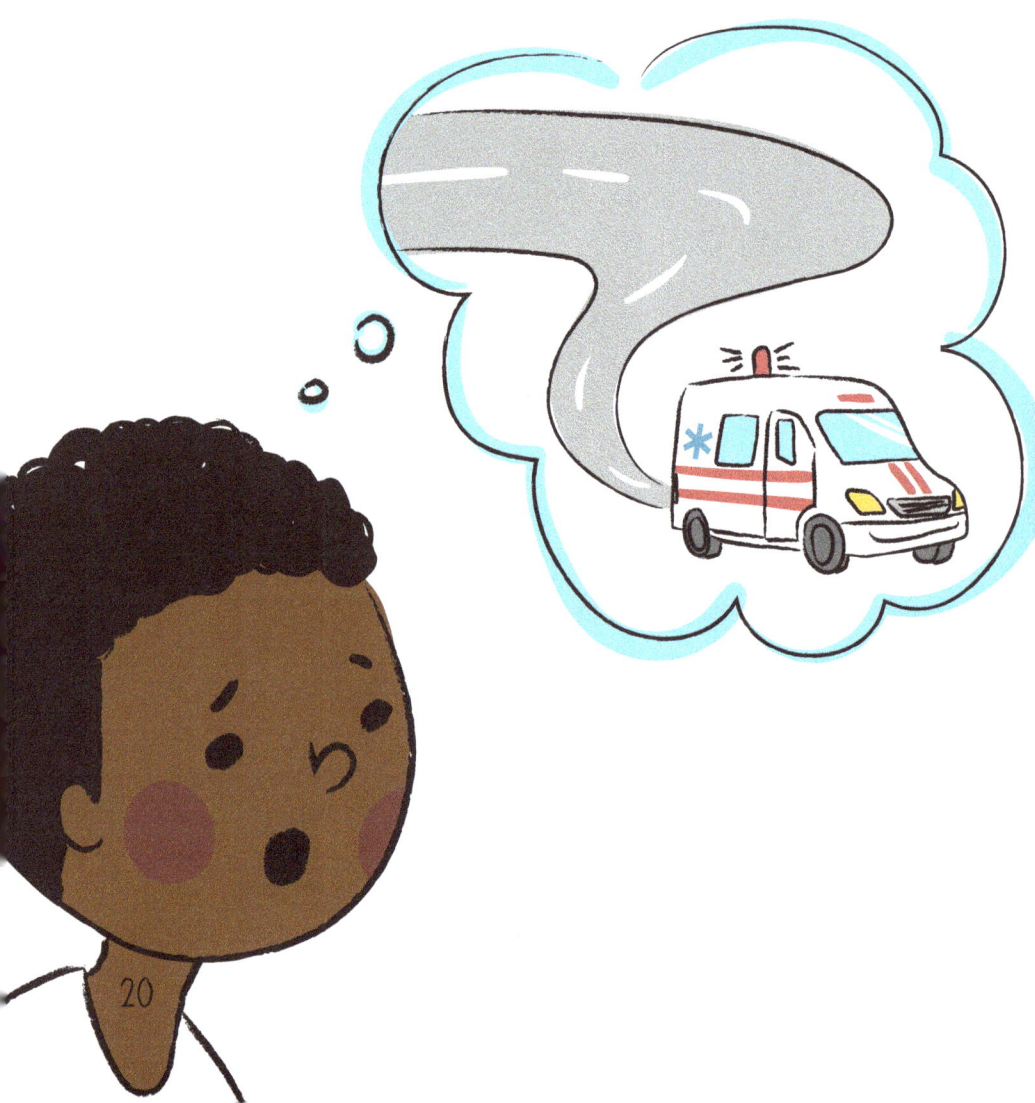

Non, men grandèt yo, oswa moun ki deja gen pwoblèm sante, pral vin pi malad ak viris la.

No, but people who are old or already have health problems will get more sick with the virus.

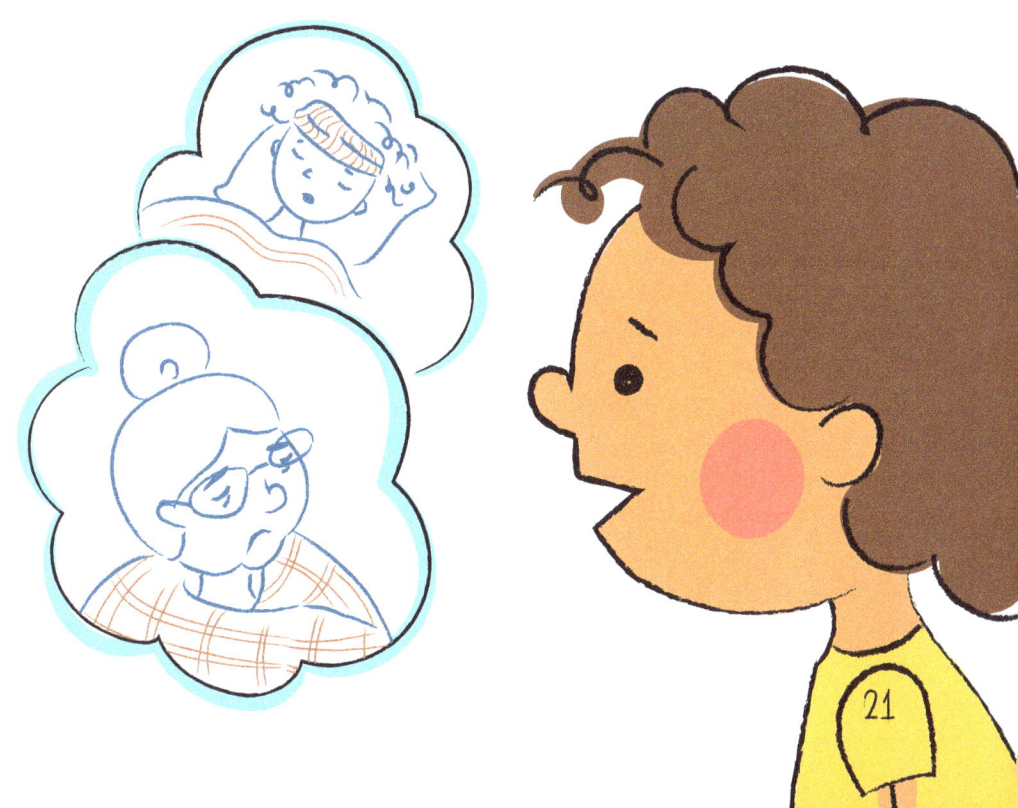

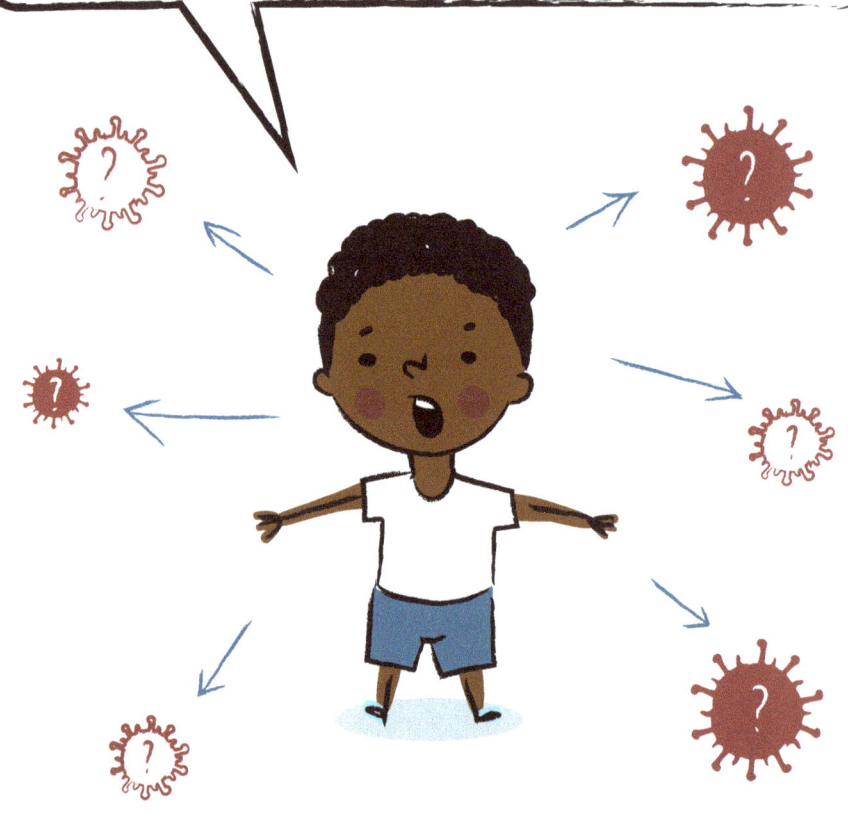

Wi, sitou ke ou ka potè maladi KOVID-19 menm si ou pa konnen maladi a sou ou.

Yes, especially since you can be a carrier of coronavirus even if you don't know you are a carrier.

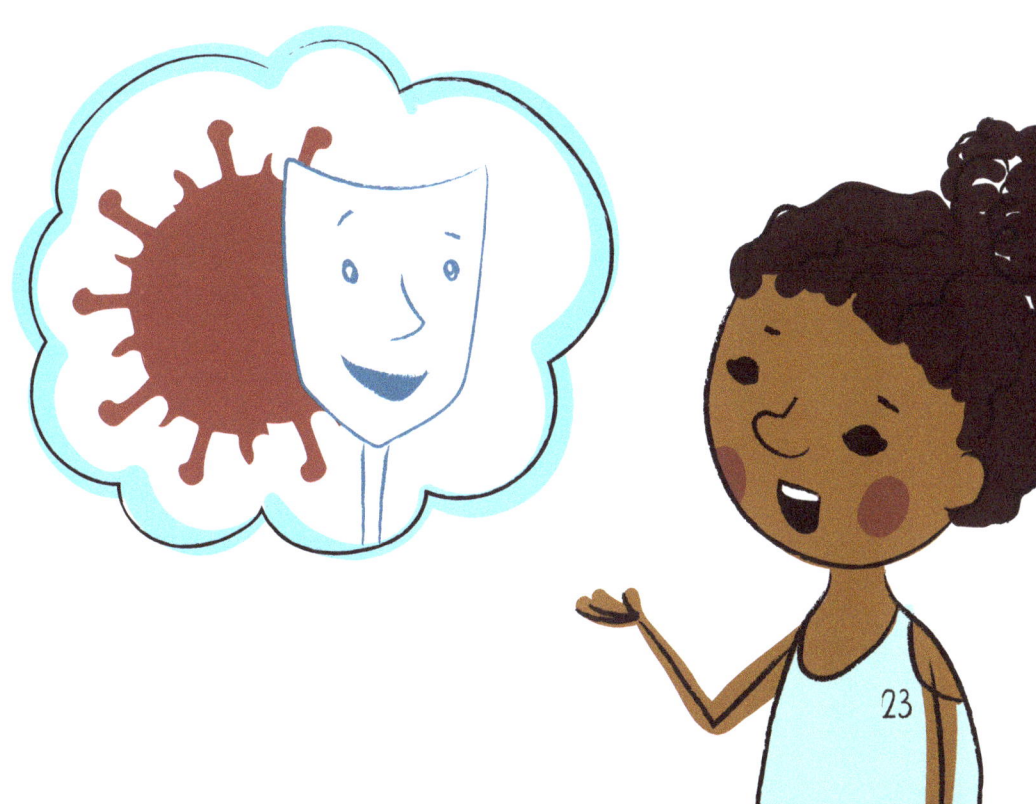

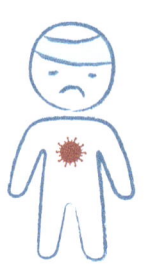

Ki jan sa fèt?

How is that?

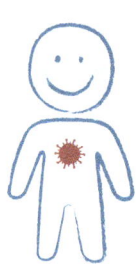

Paske se pa tout moun ki gen sentòm.

Because not everyone shows symptoms.

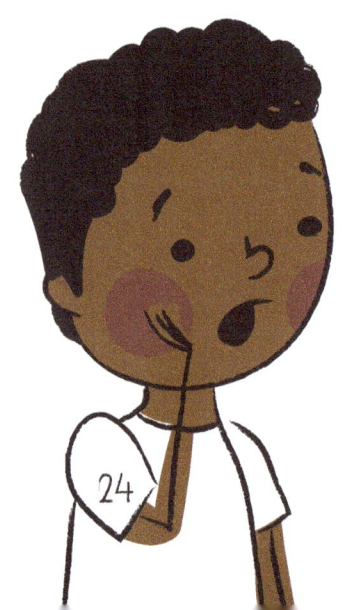
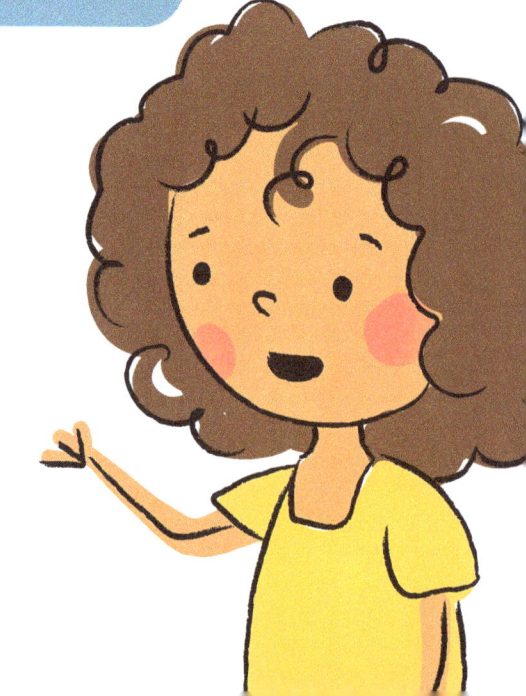

Dayè, se poutèt sa, mwen pral pataje avè w kèk konsèy, pou anpeche w, ak anpeche moun ki bò kote w yo, vin malad.

As a matter of fact, that is why I will share with you a few tips to prevent you and those around you from getting sick.

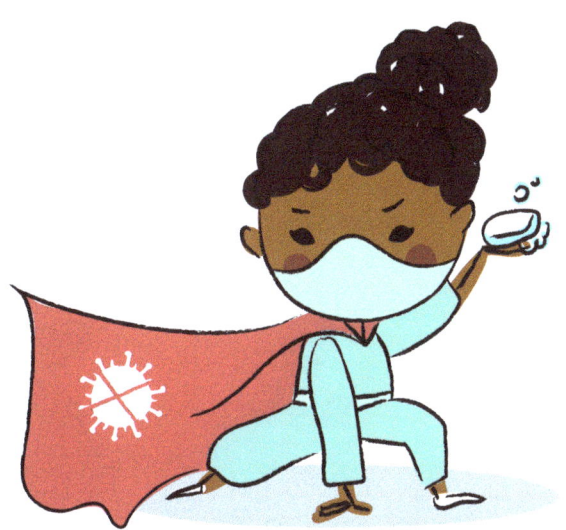

1 Lave men w ak savon

Wash your hands with soap

a Fè savon a kimen anpil!

Make a lot of suds with the soap

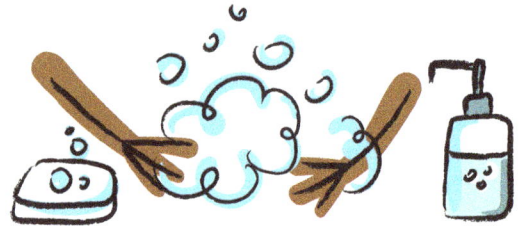

b Lave men w pou omwen 20 segonn

Wash the hands for at least 20 seconds

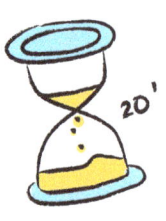 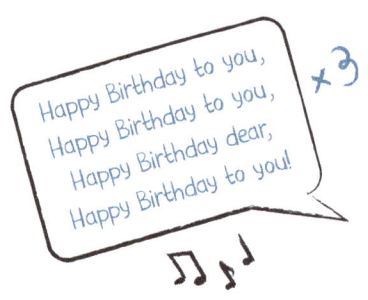 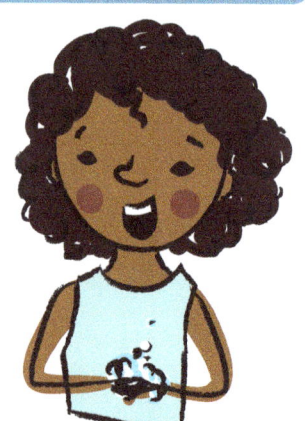

c) Lave men w lè ou sot nan twalèt oswa lè ou nan kote piblik (plas piblik, teren jwèt, magazen, taptap)

> Wash your hands after using the bathroom or being in public places (playgrounds, stores, buses)

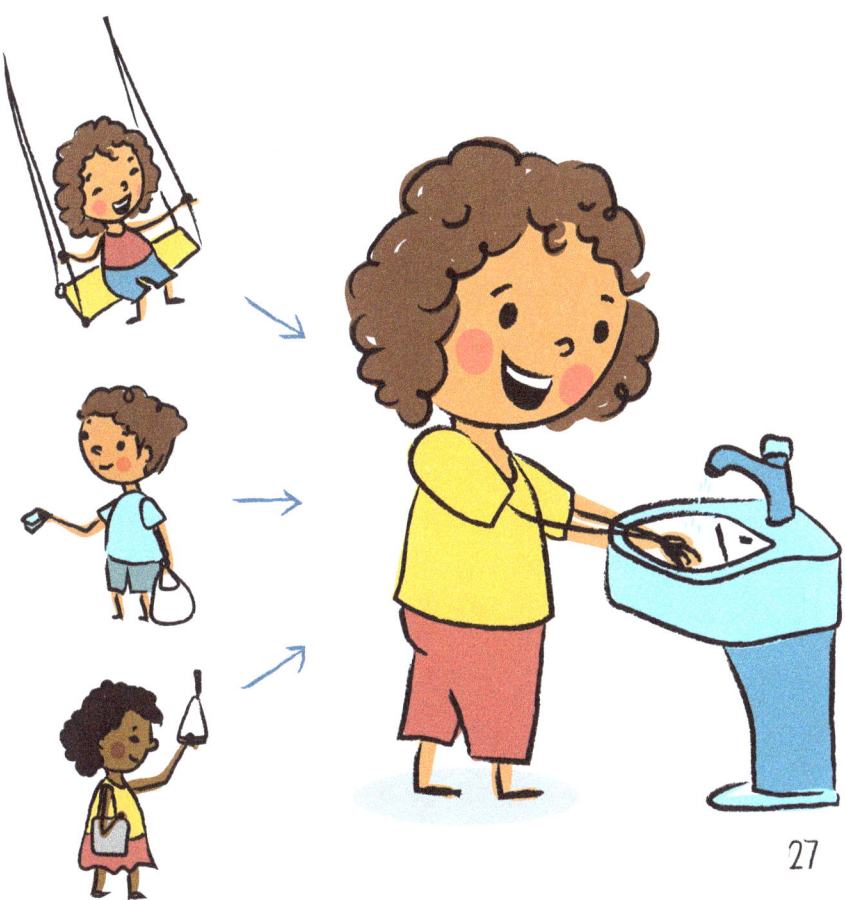

2 Estènye nan koud ou

Sneeze in your elbow

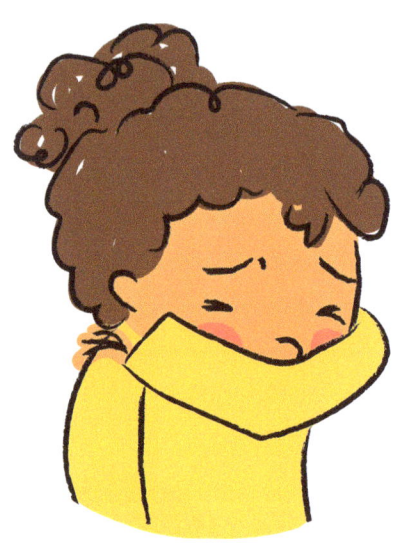

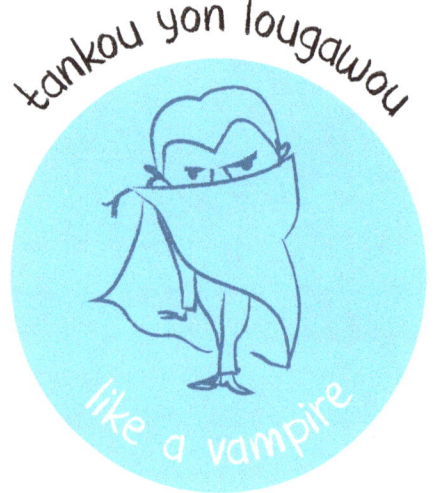

tankou yon lougawou — like a vampire

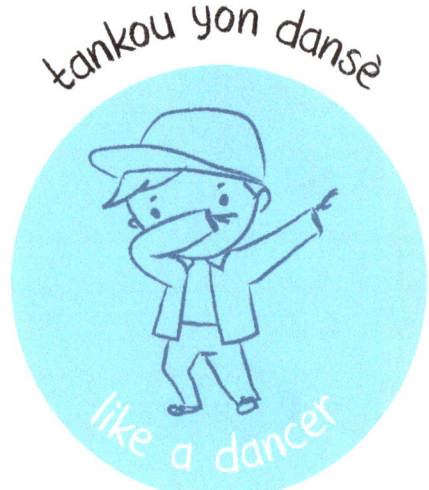

tankou yon dansè — like a dancer

3 Evite manyen je w, bouch ou, ak nen w!

Avoid touching your eyes, mouth, and nose!

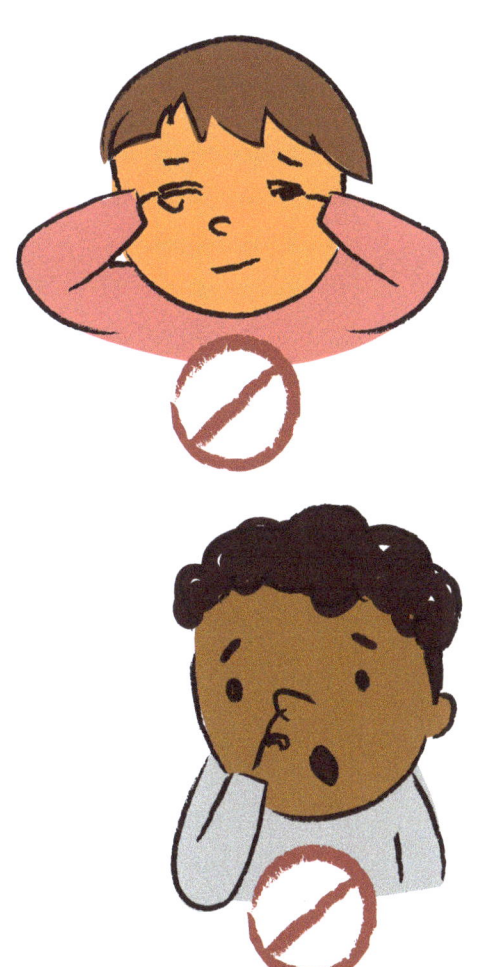
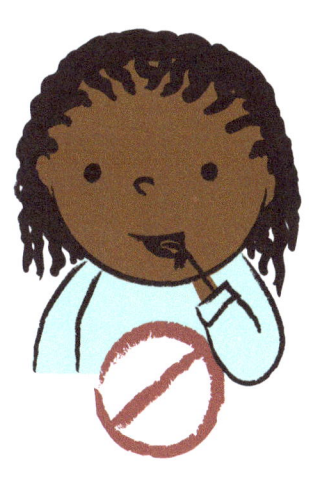

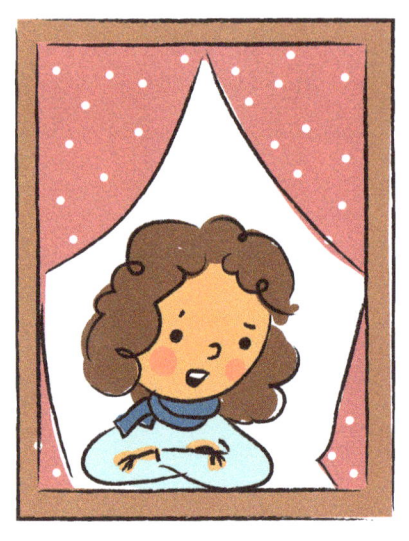

Fè tou sa nou kapab pou nou rete lakay nou, SITOU SI NOU MALAD.

You need to stay at home as much as possible, ESPECIALLY IF YOU ARE SICK.

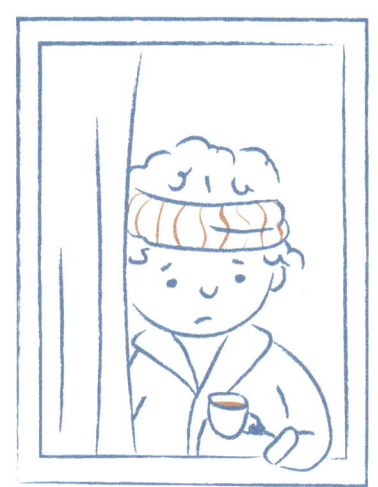

Pou ki sa?

Why?

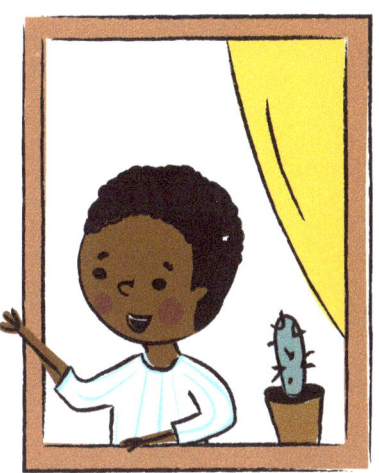

Pou diminye kantite moun ki ka kontamine youn ak lòt.

To reduce the number of people who can infect one another.

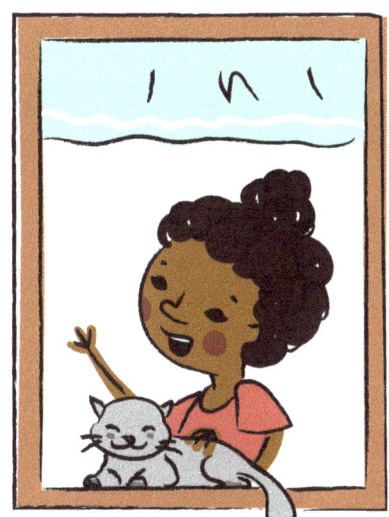

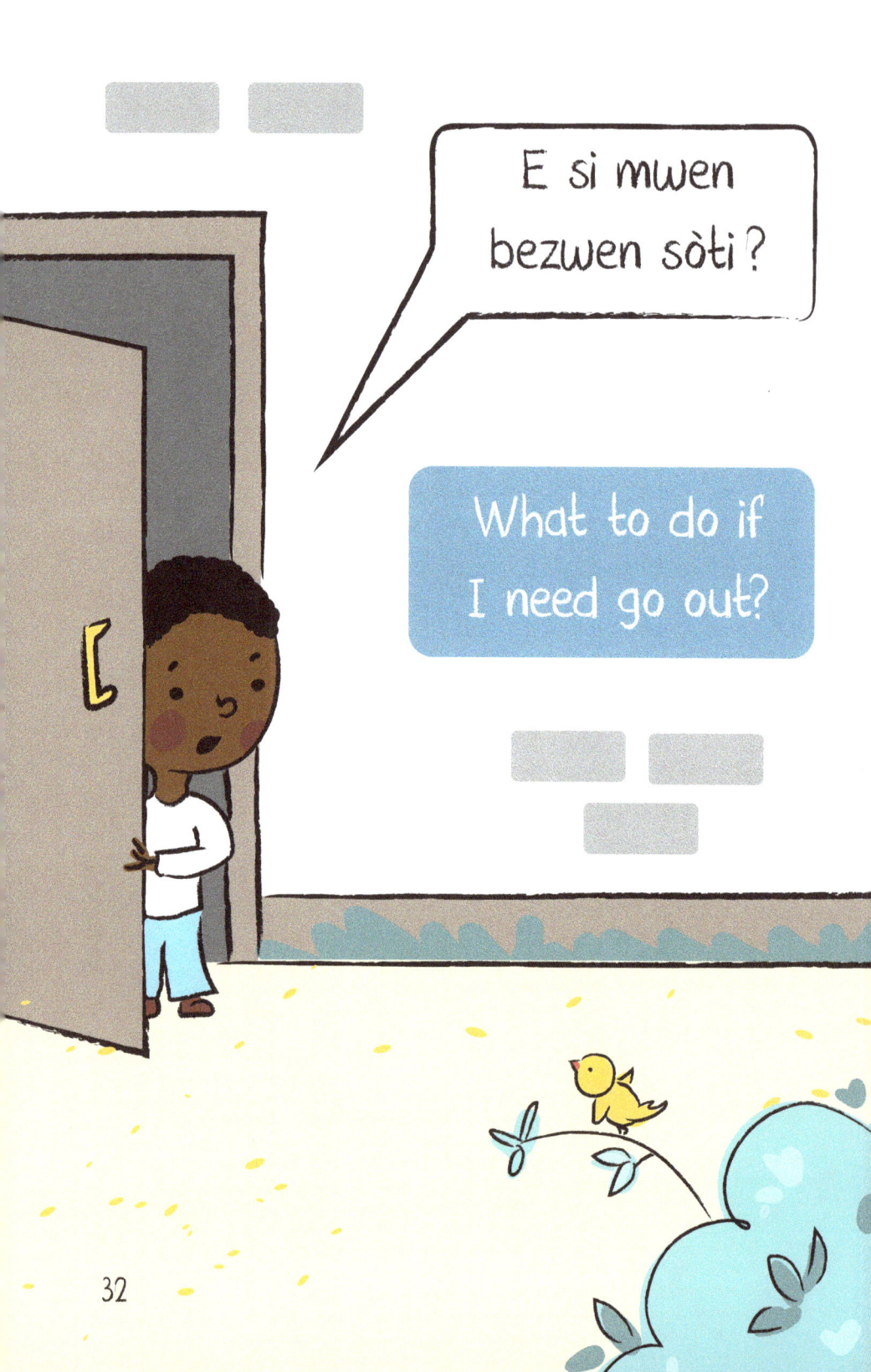

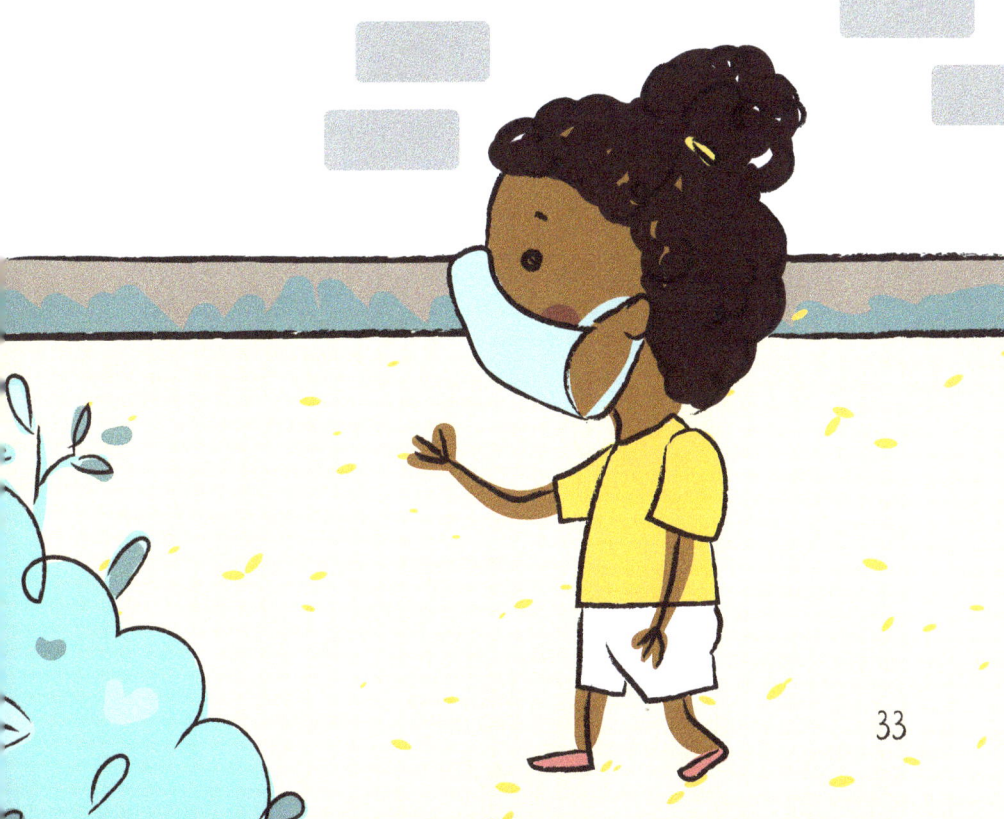

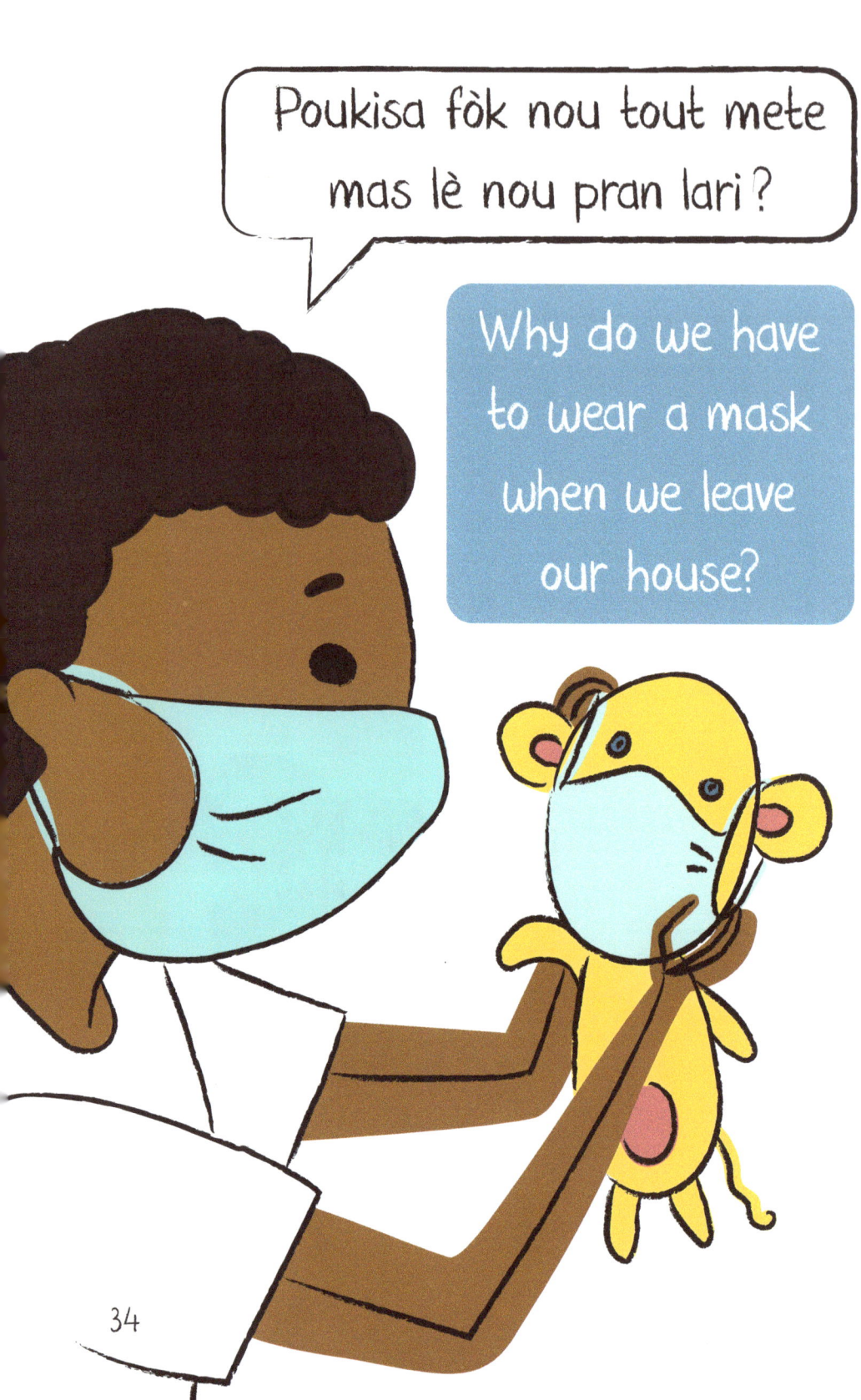

Mas la ka kenbe pifò nan ti goutlèt ki ka enfekte yon moun. Lè nou tout mete mas, nou tout, youn ap pwoteje lòt.

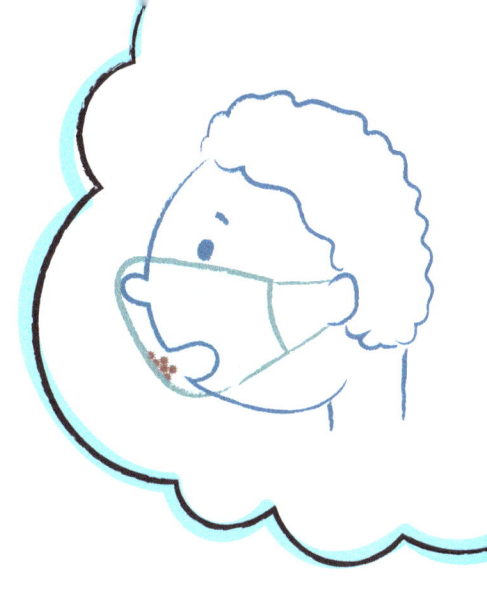

Most potentially infected droplets can be caught by a mask. When we all wear a mask, we all protect one another.

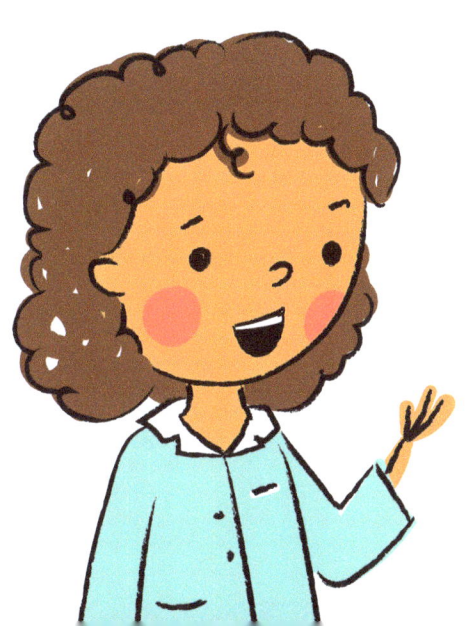

Moun ki kontamine ak KOVID-19*	Moun ki an sante	Nivo pwoteksyon
COVID-19 carrier*	Healthy person	Protection level
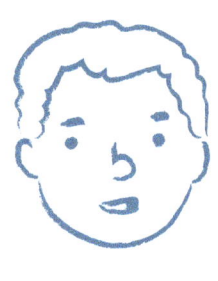	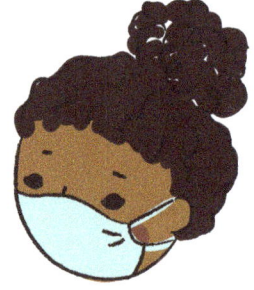	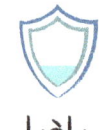 kèk least
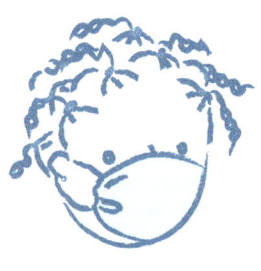	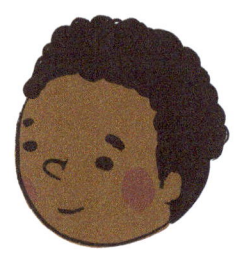	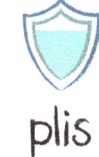 plis some
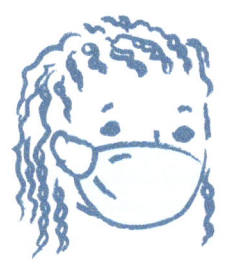	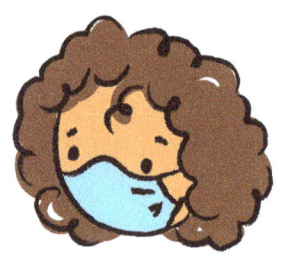	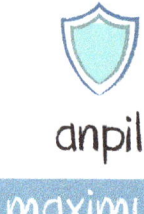 anpil maximum

*moun sa yo ka pa gen sentòm   *this person may be symptom free

METE MAS!

Menm si maladi KOVID-19 la sou ou, ou p ap pase li bay lòt moun.

WEAR A MASK!

Even if you don't know you are carrier of COVID-19, you will not spread the disease.

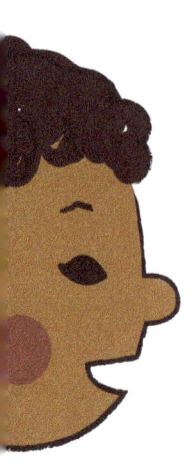

Ou ka fè mas ki ka itilize plizyè fwa. Sa ki pi enpòtan, se pou ou kouvri nen w ak bouch ou.

You can create a reusable mask yourself. The most important thing is to cover your nose and mouth.

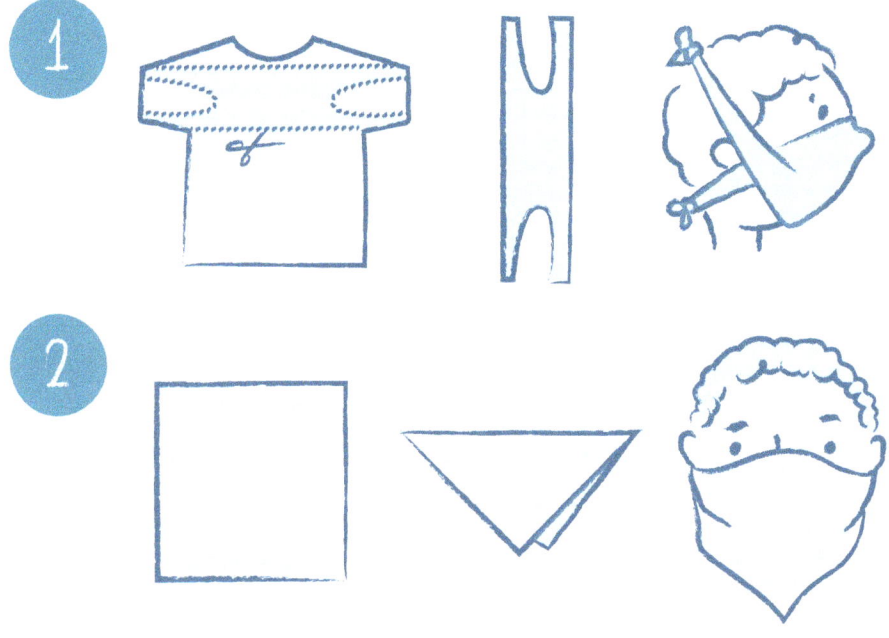

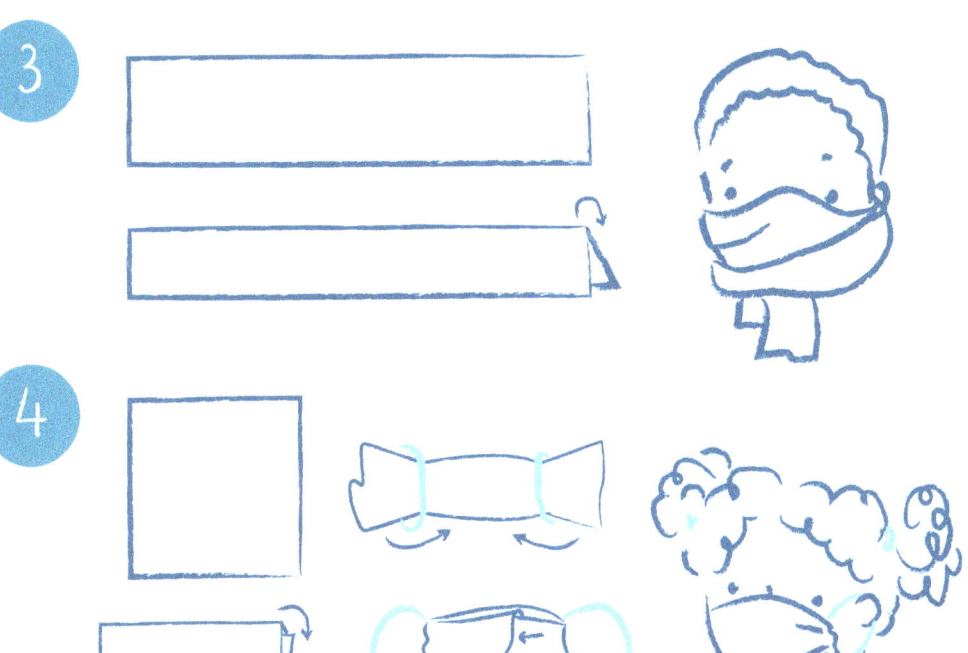

Si ou sòti, li enpòtan pou chanje mas chak 2-3 èdtan epi lave li, oswa pase fè sou li apre chak fwa li fèk sèvi.

> It's important to change mask every 2-3 hours and wash or iron after each usage.

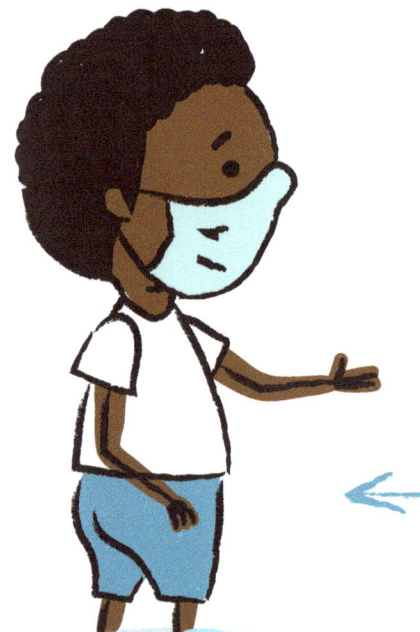

Fòk nou kenbe yon distans omwen 2 mèt ant nou menm ak lòt moun pou ti goutlèt moun ki kontamine pa rive jwenn nou.

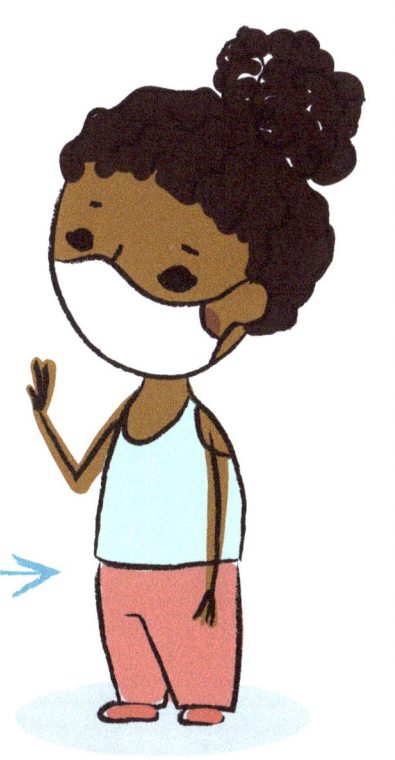

It's keeping a distance of at least 6 feet between us and other people so that droplets of an infected person cannot reach us.

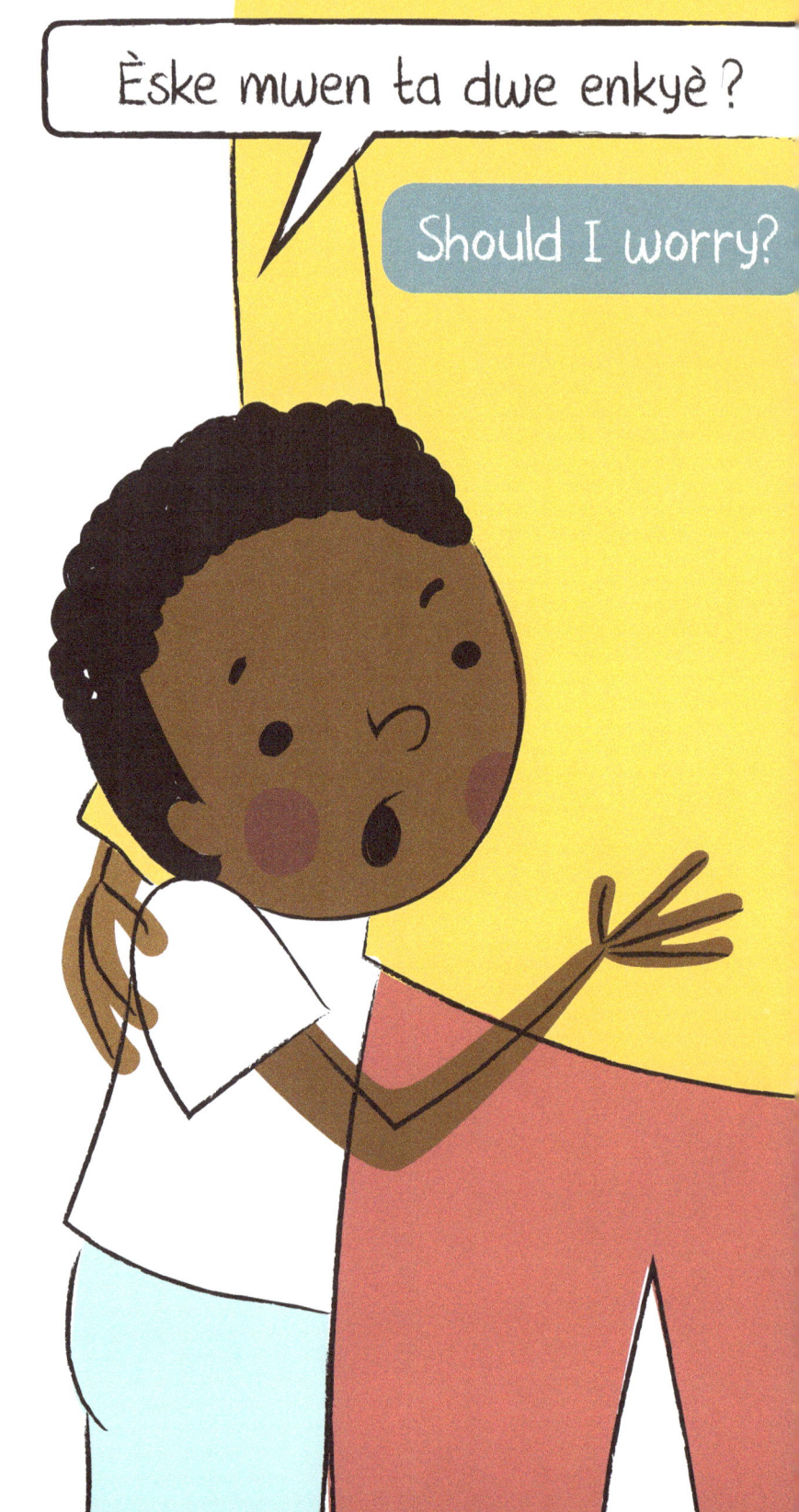

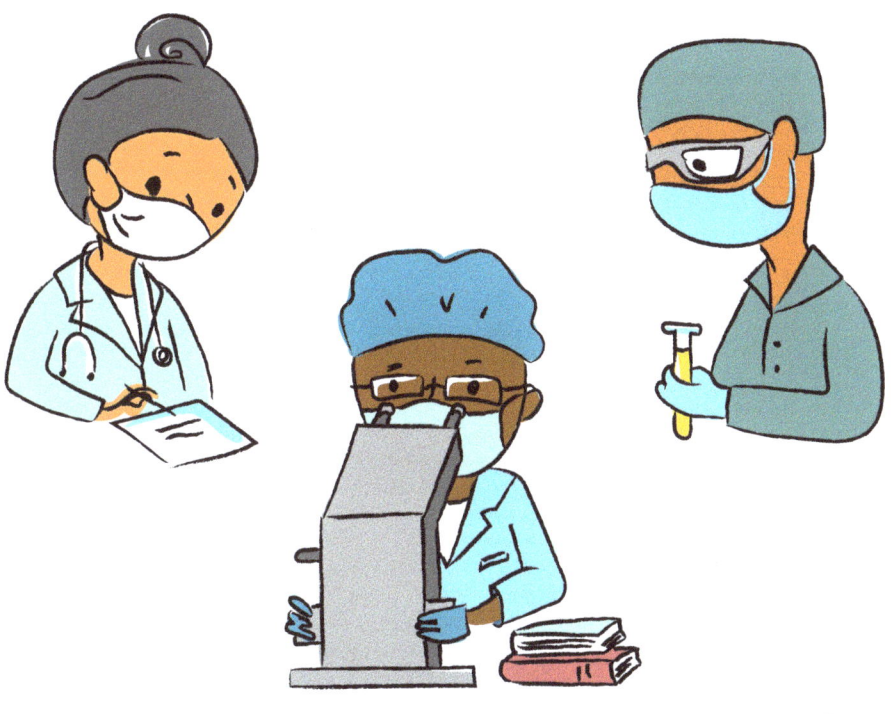

There are a lot of people all around the world who are working hard to protect you.

Ou pa bezwen enkyete w, men fè patisyon pa w, lave men w, mete mas, pratike distans sosyal epi fè tès si ou gen sentòm pou pwoteje tèt ou, fanmi ou, ak zanmi w!

You do not have to worry, but do your part by washing your hands, wearing a mask, practicing social distancing, and get tested if you have symptoms to protect yourself, your family, and your friends!

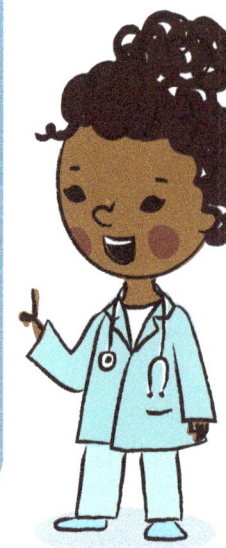

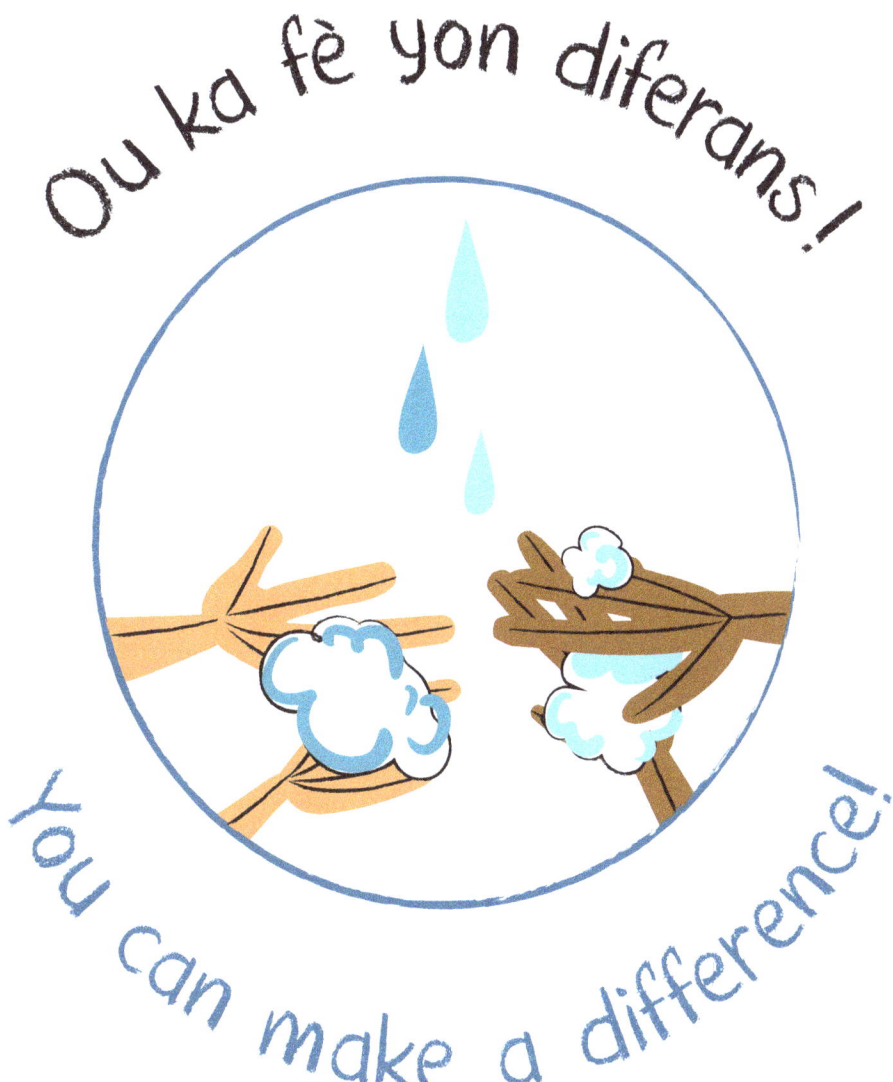

N a wè pita !

See you soon!

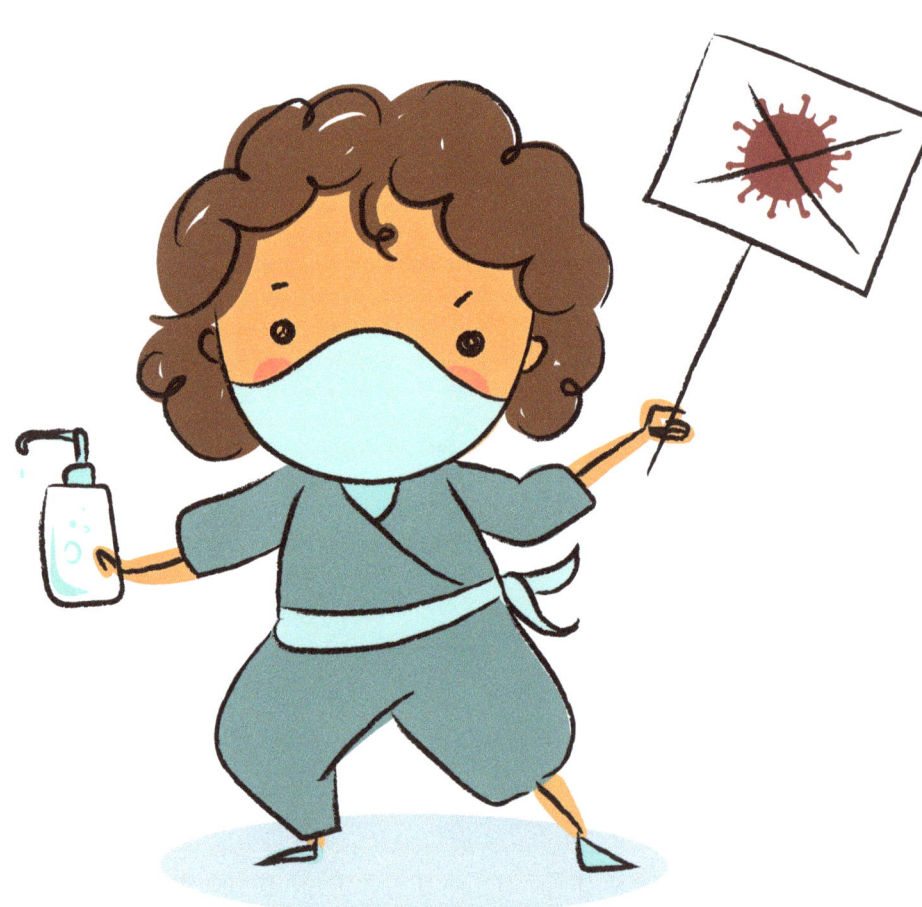

VOKABILÈ BILENG OU
YOUR BILINGUAL VOCABULARY

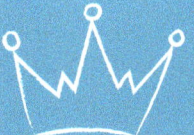
kouwòn
crown

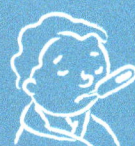
malad
sick

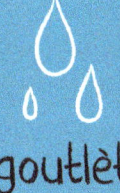
goutlèt
droplets

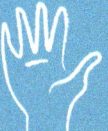
men
hand

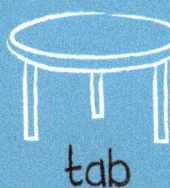
tab
table

liv
book

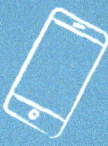
telefòn
phone

je
eyes

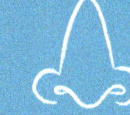
nen
nose

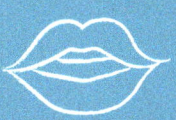
bouch
mouth

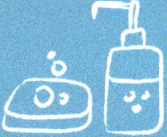
savon
soap

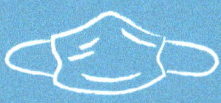
mas (kachnen)
mask

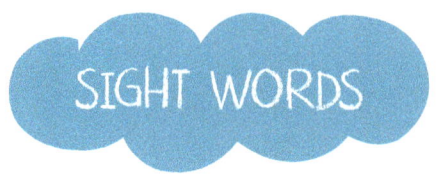

YOUNG & BILINGUAL™ SIGHT WORDS TIPS

Sight words are words that don't follow the rules of spelling or syllable decoding. Children are taught as pre-readers to memorize sight words as a whole, by sight, so that they can recognize them immediately (within a few seconds). The goal is to read sight words without having to use decoding skills.

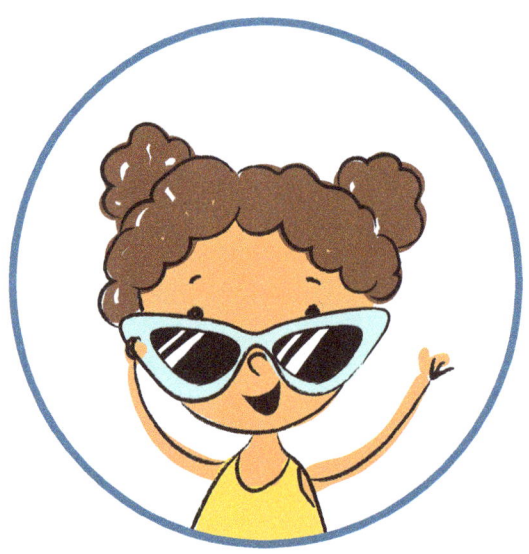

EKSPLIKASYON KONSÈP "SIGHT WORDS"

"Sight words" se mo ki tounen tout tan nan lang anglè a, e ki pa swiv règleman òtograf ak dekodaj silabik. Timoun yo pou aprann memorize mo sa yo an antye, pou yo ka rekonèt yo imedyatman (nan yon kèk segond). Objektif la se pou yo li mo sa yo san yo pa bezwen esaye dekode mo yo ak règleman òtograf ak dekodaj anglè.

SIGHT WORDS FROM THE BOOK

position
in on

action
has do
can will be have

pronouns
you your
our it we

basic
the what is a that
of all from not or and
one an are to who with but
no very why at by

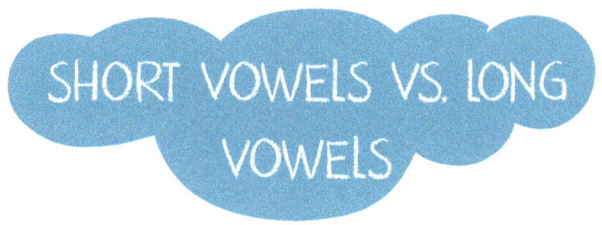

SHORT VOWELS VS. LONG VOWELS

YOUNG & BILINGUAL ™ QUICK PRONUNCIATION TIPS

- 'long vowel' is the term used to refer to vowel sounds whose pronunciation is the same as its letter name. The five vowels of the English language are 'a', 'e', 'i', 'o', 'u'.
- Each letter has a corresponding short vowel sound.
- When a word has two vowels, usually, the first vowel is pronounced as a long vowel and the second vowel is silent.
- The vowel 'i' and 'o' have the long vowel sound when followed by two or more consonants.

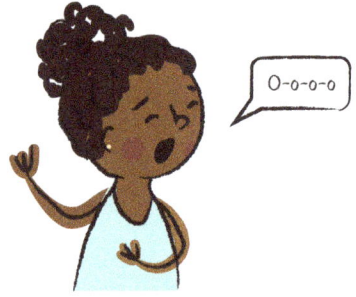

KÈK RÈG PRONONSYASYON POU NOU KONPRANN AN ANGLÈ

- Vwayèl 'long' se tèm yo itilize pou fè referans a son vwayèl ki gen pwononsyasyon menm jan ak lèt li yo. Senk vwayèl yo an anglè se 'a', 'e', 'i', 'o', 'u'.
- Chak vwayèl sa yo gen yon son kout.
- Lè yon mo gen de vwayèl, anjeneral ou pwononse son premye vwayèl la e ou pa pwononse dezyèm vwayèl la ditou.
- Vwayèl 'i' ak 'o' gen son vwayèl long la anjeneral lè lèt ki swiv yo se de konsòn.

LONG VOWELS		SHORT VOWELS
like	I	it
virus		is
stay	A	talks
table		what
sneezes	E	object
disease		gets
crown	O	lot
soap		problems
you	U	virus
flu		public

SPECIAL THANKS

To all the heroes around the world who put their life at risk to protect the victims of COVID-19. The world is a better place because of you.

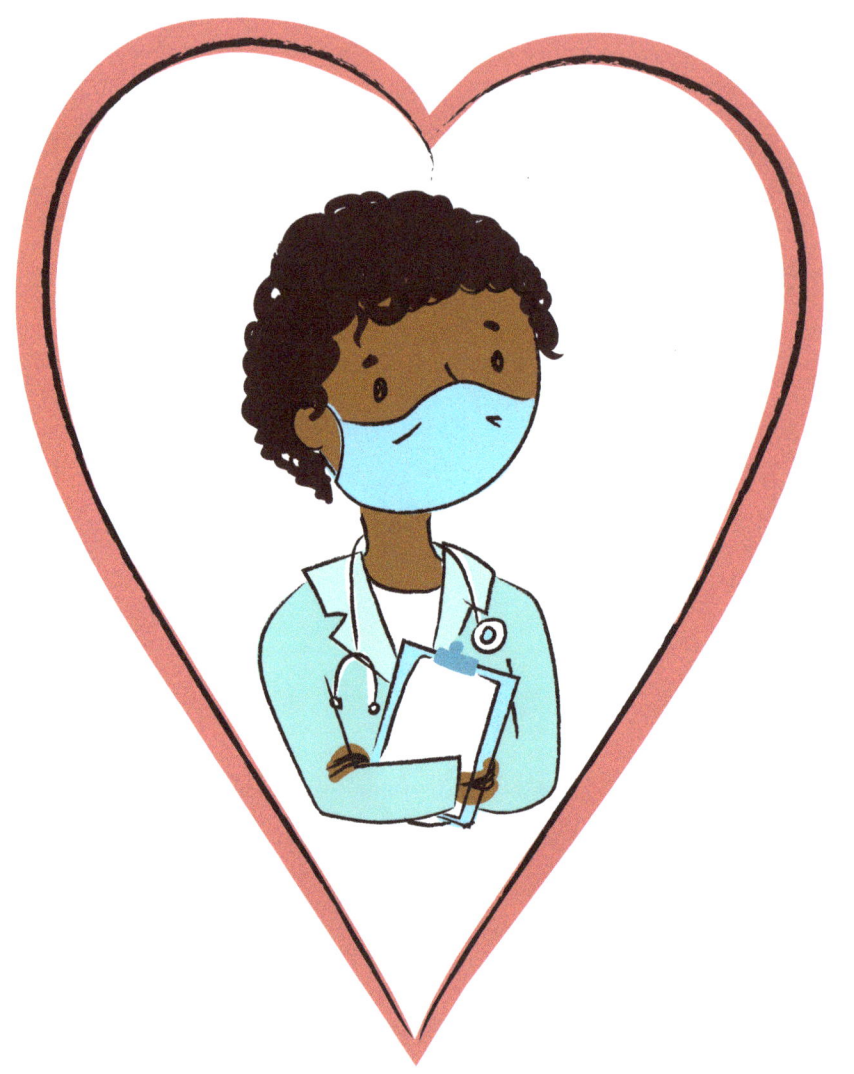

REMÈSIMAN ESPESYAL

Pou tout ewo sou latè a ki riske lavi yo pou pwoteje viktim KOVID-19 yo. Latè a se yon pi bon kote gras a nou menm.

Check out our comprehension question in the free resources section on our website!

HAITI DISCOVERY SERIES

In this series, Petra and Lili discover their country, Haiti, and its rich culture.

You will find level 1, 2, 3 and 4 books to suit the needs of your child or students! Let us know what other parts of Haiti or the Haitian culture you would like Petra and Lili to explore!

TITLES AVAILABLE ON AMAZON, IBOOKS, KOBO AND INGRAM!

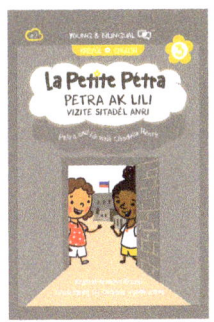 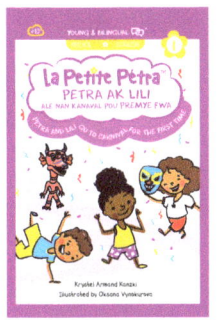 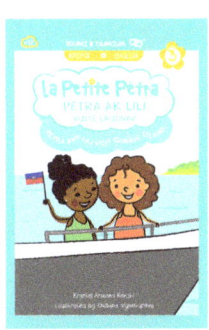

SERI DEKOUVÈT AYITI

Nan seri sa a, Petra ak Lili dekouvri peyi yo, Ayiti, ak kilti ayisyen ki rich anpil.

W ap jwenn liv nivo 1, 2, 3 ak 4 pou adapte ak bezwen pitit ou a oswa elèv ou yo! Fè nou konnen ki lòt pati peyi d Ayiti oswa kilti ayisyen ou ta renmen Petra ak Lili eksplore!

LIV SA YO DISPONIB SOU AMAZON, IBOOKS, KOBO AK INGRAM!

N ap jwenn kesyon konpreyensyon pou istwa a nan resous gratis sou sit entènèt nou!

Series also available in French/English   Seri sa a disponib tou an fransè/anglè

Our bilingual book series also includes books in Spanish-English and French-English and some of our books are available in Audiobooks to accompany our young readers! Visit our website www.lapetitepetra.com to view all our titles today! If your loved ones or students benefited from reading this book, please leave us a review on the platform where you purchased the book and help us spread the joy!

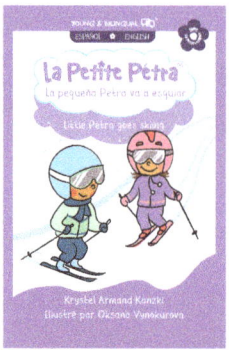
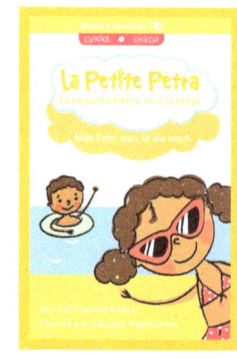
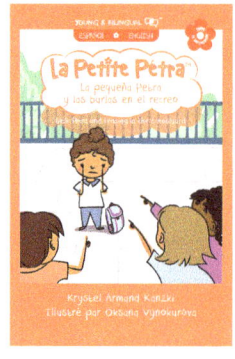
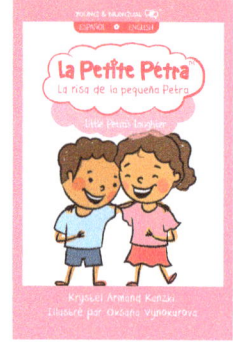

Koleksyon liv bileng nou enkli liv an espanyol-anglè ak liv an fransè-anglè e plizyè liv disponib an fòma odyo pou akonpanye ti lektè nou yo! Vizite sit wèb nou an www.lapetitepetra.com pou wè tout tit nan koleksyon nou an. Si pitit ou oswa elèv ou benefisye dèske yo te li liv sa a, ekri yon revizyon de liv la sou platfòm kote ou te achte li, e ede nou pataje lajwa!

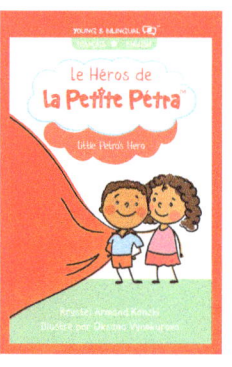
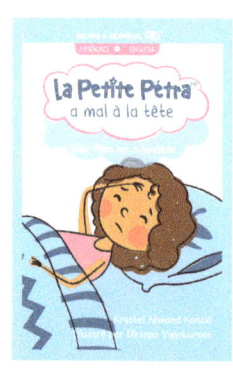
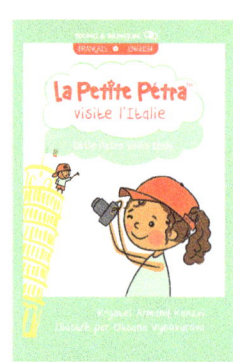
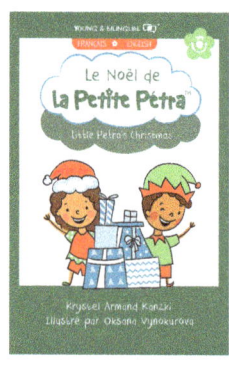

Spanish-English and English only versions of The Coronavirus Explained for kids are available on Ingram, Apple iBooks and Kobo.
Place your orders today!

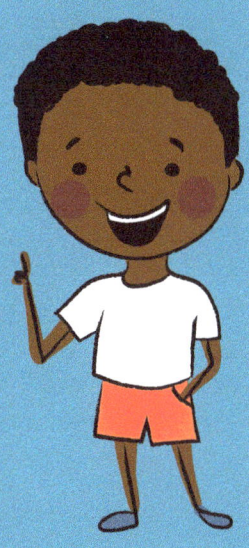

Vèsyon panyòl-anglè ak anglè sèlman disponib sou Ingram, Apple iBooks, ak Kobo. Plase kòmand nou jodi a!

www.ingramcontent.com/pod-product-compliance
Lightning Source LLC
Chambersburg PA
CBHW041309240426
43661CB00045B/1500/J